ÉTUDE

SUR LA

CONTRACTURE INTERMITTENTE

DES EXTRÉMITÉS

PAR

LE Dr P. LAURE (D'HYÈRES)

INTERNE DES HÔPITAUX DE LYON,
MEMBRE DE LA SOCIÉTÉ DES SCIENCES MÉDICALES DE LA MÊME VILLE.

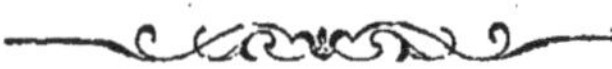

PARIS

ADRIEN DELAHAYE, LIBRAIRE-ÉDITEUR

PLACE DE L'ÉCOLE-DE-MÉDECINE

—

1869

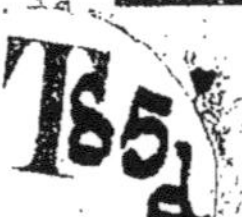

ÉTUDE

SUR LA

CONTRACTURE INTERMITTENTE

DES EXTRÉMITÉS

ÉTUDE

SUR LA

CONTRACTURE INTERMITTENTE

DES EXTRÉMITÉS

PAR

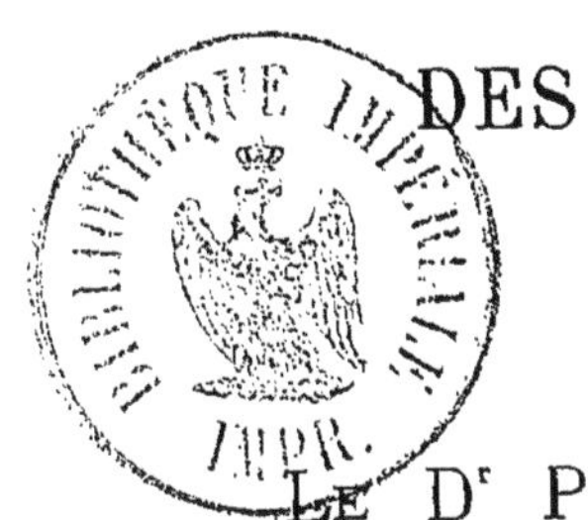

LE Dr P. LAURE (D'HYÈRES)

INTERNE DES HÔPITAUX DE LYON,
MEMBRE DE LA SOCIÉTÉ DES SCIENCES MÉDICALES DE LA MÊME VILLE.

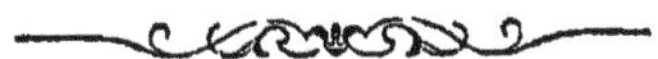

PARIS

ADRIEN DELAHAYE, LIBRAIRE-ÉDITEUR

PLACE DE L'ÉCOLE-DE-MÉDECINE

1869

INTRODUCTION

La *contracture des extrémités* est une « convulsion tonique presque toujours très-douloureuse, intermittente, ayant pour siége principal ou exclusif les muscles des membres supérieurs et inférieurs. »

(Axenfeld, *Traité des névroses*.)

Ayant eu la bonne fortune d'observer deux cas de tétanie des nourrices pendant mon internat à la maternité de l'Hôtel-Dieu de Lyon, je me livrai tout d'abord à quelques recherches sur cette singulière affection.

Peu de temps après, M. le Dr Cominal avait l'obligeance de nous soumettre un cas de tétanie survenue chez un soldat de son régiment.

Je me mis en quête de nouveaux faits de ce genre, et en très-peu de temps le hasard me mit à même d'en observer un nombre relativement considérable.

Éprouvant une grande difficulté à assigner à chacun de ces faits une place convenable dans le cadre nosologique, je repris en quelque sorte la question *ab ovo*, et le complément de mes recherches bibliographiques, loin de m'éclairer, ne fit au contraire qu'augmenter ma perplexité à cet endroit.

Frappé de la confusion et du vague que laisse dans l'esprit la lecture de la plupart des auteurs qui ont traité cette question, d'ailleurs fort obscure, j'ai entrepris la tâche difficile de l'élucider de mon mieux.

1° Ajouter quelques considérations critiques à l'historique bien connu de l'affection qui nous occupe ;

2° Constater l'insuffisance des classifications actuelles pour le groupe symptomatique constitué par les contractures intermittentes podaliques et carpiennes, proposer en conséquence une division qui nous paraît plus logique;

3° Mettre en relief quelques points de séméiotique encore incomplétement observés ;

4° Établir les relations peu connues de la contracture des extrémités avec certains états pathologiques ;

5° Avant tout, rapporter en détail quelques faits cliniques qui m'ont paru dignes d'attention ;

Tel est le but du travail que je soumets aujourd'hui à l'indulgence de mes juges.

ÉTUDE

SUR LA

CONTRACTURE INTERMITTENTE

DES EXTRÉMITÉS

***

PREMIÈRE PARTIE

Étude critique.

Pour constituer une espèce morbide distincte, il faut une série de manifestations symptomatiques constantes et jusqu'à un certain point identiques ; il est encore besoin d'un rapport de cause à effet qui ne doit pas varier au delà de certaines limites ; il faut enfin une relation déterminée entre le groupe symptomatique observé et l'altération passagère ou permanente qui en est le point de départ.

Vu l'imperfection de nos connaissances, il est certains états morbides qui échappent à une méthode aussi rigoureuse ; nous devons néanmoins leur imposer une dénomination quelconque, moyen mnémotechnique indispensable, pour éviter une confusion possible, avec des groupes voisins déjà connus, ou dont l'étude est environnée de la même obscurité.

Ici encore, précisément parce que la tâche est difficile et la voie moins sûre, devons-nous avancer avec
plus de précautions et de méthode : *Melius est sistere
gradum*, etc.

C'est pour avoir manqué à ce sage précepte que la
plupart des auteurs qui ont écrit sur la tétanie, ont
laissé après eux la déplorable confusion que je signa-
lais tout à l'heure. Malgré le nombre et la diver-
gence de leurs opinions, nous avons néanmoins
essayé d'établir parmi ces auteurs trois grandes caté-
gories :

A. 1° Ceux qui se sont bornés à observer soigneuse-
ment des faits, à mentionner la relation possible de
ces faits avec certaines influences, à constater même
dans quelques cas une ou plusieurs lésions anatomiques, mais sans rien préjuger de la nature de la
maladie, sans essayer d'en faire une espèce à part.

B. 2° Ceux qui, s'efforçant de constituer pour la
tétanie une espèce morbide distincte, ont réuni sous
un même chef les éléments les plus disparates.

C. 3° Les médecins qui, ayant observé la contracture
des extrémités dans une foule de conditions diverses,
tendent à la considérer comme l'expression symptomatique d'états pathologiques très-dissemblables, depuis le simple trouble fonctionnel, jusqu'à l'altération organique la plus caractérisée ; je me rallie
volontiers à cette dernière opinion.

A. 1° Les tendances des auteurs que j'ai rangés dans
ma première catégorie, peuvent se résumer en ces
quelques lignes empruntées à l'excellente thèse de
Delpech, travail que j'ai consulté avec beaucoup de

fruit : « Névrose, fièvre intermittente, rhumatisme, paralysie, la tétanie rentre dans chacune de ces divisions sans qu'on puisse entièrement la rattacher à aucune... »

B. 2° Quant aux essentialistes, les uns n'envisagent la question que d'après les faits qu'ils ont observés, c'est-à-dire à un point de vue très-restreint ; les autres assignent à tous les cas de tétanie une seule et même cause, et rallient sous le chef exclusif d'une névrose, du rhumatisme, de la congestion spinale ou de l'œdème des méninges, des éléments qui, je le répète, me paraissent trop dissemblables pour qu'on puisse songer à les réunir.

La contracture des extrémités est une névrose, dit M. Béhier (1), c'est-à-dire une maladie dans laquelle il n'y a ni fièvre, ni lésion appréciable des organes.

Si l'on nie que l'appareil fébrile puisse compliquer la symptomatologie de cette affection, nous sommes forcés de distraire de l'espèce tétanie les faits consignés dans la thèse de Delpech, le travail de Dance, le mémoire de M. Marotte et bien d'autres encore, ces auteurs ayant noté une élévation de température, avec fièvre et turgescence de la face dans la plupart des cas...

De plus, MM. Hardy et Béhier sont en contradiction formelle avec les idées de Trousseau, qui décrit trois formes de tétanie, et signale même des altérations plusieurs fois notées dans la forme grave.

« La contracture, dit M. Fleurot (2), se présente

(1) Hardy et Béhier, Traité élémentaire de pathologie interne. Paris, 1855; p. 803.
(2) Fleurot, Thèse Paris, 1856; p. 9.

toujours avec des traits identiques, avec un cortége de symptômes semblables, elle a toujours la même marche, toujours la même terminaison. »

Cette conclusion, et d'autres passages du même auteur, qui reproduisent exactement les idées de MM. Hardy et Béhier, nous paraissent passibles de la même objection ; nous ne pouvons en conséquence l'adopter et admettre indistinctement tous les cas de tétanie dans le cadre des névroses.

Trousseau (1) considère la contracture des extrémités comme essentiellement rhumatismale ; ainsi donc, qu'elle survienne chez l'enfant à la mamelle, chez le vieillard, avant ou après des accidents convulsifs, dans le décours d'une fièvre typhoïde ou d'une diarrhée, dans le typhus pétéchial, avec ou sans lésions appréciables des centres nerveux : c'est toujours le rhumatisme qui est à incriminer comme cause première des accidents !

Dans une thèse très-remarquable, M. le Dr Colas (2) a récemment soutenu cette opinion, aussi voyons-nous figurer dans son travail, à titre d'affections rhumatismales, des faits qui n'ont rien de commun avec le rhumatisme, que leur étiologie occasionnelle *a frigore*.

Si l'on se contentait de ce caractère pour affirmer d'emblée la nature rhumatismale d'une maladie, on arriverait bientôt à rattacher à l'influence du rhumatisme la pathologie tout entière.

(1) Cliniques de l'Hôtel-Dieu de Paris. 1re édition, p. 107, t. II.
(2) Colas, Thèse Paris (De la contracture essentielle des extrémités et de ses rapports avec le rhumatisme), 1868.

Du reste, la plupart des affections des centres nerveux reconnaissent une impression de froid pour point de départ.

Cette communauté d'origine, est précisément une des causes qui rendent parfois si difficile au début le diagnostic du rhumatisme musculaire chronique d'ave une affection spinale à marche lente, celle-ci pouvant en outre se compliquer d'arthralgie vague et de lésions très-caractérisées, ainsi que l'a signalé M. Charcot (1), dans les *Archives de physiologie*.

M. le Dr Colas dit aussi dans ses *conclusions* :« la tétanie ne fait qu'une seule et même maladie avec le tétanos rhumatismal » ou spontané. Nous ne saurions trop réprouver cette manière de voir : le tétanos étant caractérisé par l'envahissement primitif des muscles de la mâchoire, par des secousses convulsives, passagères, par des lésions anatomiques constantes, d'après quelques auteurs (Demmé), il est inutile de réunir à un groupe beaucoup plus mal déterminé, une entité morbide qui a sa raison d'être.

Pour M. le professeur Schutzenberger et M. le Dr Comte, il ne s'agit ni de névrose ni de rhumatisme, mais bien d'une lésion constante et identique des centres nerveux, « la substance grise des cornes antérieures est altérée, au point où aboutissent les fibres motrices des nerfs surmenés. » Qu'une excitation périphérique des nerfs de l'intestin amène des contractions réflexes, l'intervention d'un état pathologique de la moelle nous semble inutile, les centres nerveux n'ayant fait

(1) Charcot, Des arthropathies liées à l'ataxie locomotrice. Gazette des hôpitaux, 1868; p. 507.

que répondre physiologiquement, en quelque sorte, à une excitation anormale.

« La tétanie n'entraîne jamais la mort, » dit M. Comte, et plus loin, pour en donner la preuve : « M. I. Gourbeyre cite dans sa thèse un cas mortel de contracture des extrémités ; il reconnut *plus tard* que c'était une véritable épilepsie.» J'avoue éprouver une certaine difficulté à comprendre la valeur de cet argument, et le *plus tard* de M. Gourbeyre.

M. le Dr Comte (1), en établissant le diagnostic de la tétanie et de la méningite rachidienne, propose le caractère épidémique de celle-ci comme un bon signe différentiel.

Le génie épidémique constituant un lieu commun à la tétanie et à la méningite rachidienne, il nous semble irrationnel d'en faire au contraire un signe propre à différencier ces affections. Clarcke, un des premiers localisateurs, avait déjà dit, il y a fort longtemps : « dans toute convulsion le cerveau est affecté. »

Nous citerons encore au nombre des théories exclusives de la localisation, celle de Mürdoch (1) qui est très-disposé à penser que la cause de contracture réside dans le tissu musculaire lui-même.

Cette opinion est généralement abandonnée, et il serait d'autant plus difficile de l'admettre aujourd'hui, que même, dans les déformations consécutives au rhumatisme chronique, nous savons (grâce aux travaux de MM. Crock et Charcot), qu'il ne faut pas

---

(1) Comte, Thèse Strasbourg, 1865 ; p. 40.
(2) Mürdoch, Journal hebdomadaire de 1832 ; p. 417, t. VIII.

chercher ici une influence purement locale, mais bien la permanence d'une action réflexe.

« Deux caractères, dit M. Imbert-Gourbeyre, distinguent *radicalement* cette maladie de toute autre espèce morbide, le phénomène contracture des extrémités, et sa périodicité.»

C'est bien peu, ce me semble, pour établir une distinction *radicale* entre les espèces voisines, aussi les essentialistes ont-ils donné des caractères pathognomoniques plus complets, que nous allons passer en revue.

1° *Les contractures sont ordinairement douloureuses.*

Ordinairement, mais pas toujours, si l'on compulse même un nombre considérable d'observations, on verra que dans bon nombre de cas, les auteurs n'ont pas noté autre chose qu'une sensation pénible d'engourdissement dans les membres contracturés.

Chez trois malades, dont je rapporterai l'histoire ultérieurement, la douleur faisait totalement défaut.

D'ailleurs, les contractures symptomatiques de plusieurs lésions médullaires actuellement très-bien connues ne sont-elles pas douloureuses ?

2° *Les contractures sont limitées aux extrémités.*

Toujours ou presque toujours elles débutent par les extrémités, mais dans les observations de Trousseau, et de tous ceux qui admettent une forme grave, ne voyons-nous pas les contractures s'étendre à tout le système musculaire ?

La relation de l'épidémie de Belgique nous apprend

(1) Charcot, Gazette des hôpitaux. Paris, 1867; p. 330.
(2) Imbert-Gourbeyre, Thèse Paris, 1844; p. 31.

que les malades succombaient à l'asphyxie déterminée par l'envahissement des muscles respiratoires.

Dans les formes les plus bénignes, j'ai observé
moi-même un commencement de contracture dans
les muscles des mâchoires, de la jambe et du bras.

Le nombre des groupes musculaires affectés paraît
donc être uniquement sous la dépendance du degré
de l'excitation ou de l'étendue de la surface excitée;

Toujours dans la forme grave, l'intermittence des
contractures peut disparaître à un moment donné
pour faire place à un spasme permanent.

Ces données cliniques confirment du reste la loi
de physiologie pathologique formulée par M. le professeur Axenfeld dans son traité des névroses (1) :

« .... Au lieu de secousses distinctes, on peut provoquer dans les muscles de la vie de relation un état
de contraction continue, par le rapprochement de secousses musculaires successives ; il suffit pour cela
de soumettre le nerf moteur à une stimulation prolongée et énergique.

« La continuité de la contraction est alors tellement
parfaite, que même au microscope il est impossible de
saisir dans la fibre musculaire la moindre oscilla-
tion.

« De même dans les organes à mouvements rhyth-
miques, une excitation intense et prolongée fait naître
des contractions non plus intermittentes, mais continues.

(1) Axenfeld, Traité des névroses, faisant suite aux éléments de pathologie médicale de Requin. Paris 1863; t. IV, p. 361.

« On voit d'apres cela que : suivant l'intensité et la durée de l'excitation des nerfs moteurs, il pourra se produire des convulsions différentes quant à leur mode ou à leur forme, et que la convulsion tonique ou continue correspond à une excitation plus violente que l'excitation clonique ou discontinue. »

3° *La pression sur le trajet des rameaux vasculaires ou nerveux ramène toujours et à volonté le spasme dans un membre affecté de contractures intermittentes.*

M. le D* Colas est, je crois, un des premiers à signaler l'inconstance de ce signe pathognomonique qu'il a vu manquer bien des fois.

Sur une femme âgée de 70 ans et affectée de contractures intermittentes, nous avons obtenu un résultat négatif; sur plusieurs autres malades au contraire nous avons réussi à provoquer le retour de la convulsion, même chez un homme atteint d'atrophie musculaire commençante.

Ce signe est donc sans valeur (soit dit en passant) pour différencier les contractures précoces de l'atrophie d'avec la tétanie dite essentielle.

Chez certains malades, ainsi que l'a constaté Trousseau, la pression circulaire apporte un véritable soulagement aux douleurs qui accompagnent le spasme; mais, je dois l'avouer, chez une aphasique atteinte de ramollissement cérébral avec dégénérescence secondaire de la moelle, chez une jeune fille dont les cordons antéro-latéraux étaient probablement altérés, nous avons obtenu le même résultat.

Tout en cherchant à contrôler la valeur pathognomonique de ce symptôme, nous avons essayé, après bien d'autres, d'en fournir une explication quelque peu rationnelle.

Trousseau avait d'abord pensé que la constriction circulaire amenant une stase veineuse dans les muscles situés au-dessous de la partie comprimée, les phénomènes de la contraction musculaire étaient modifiés sur place, par les troubles apportés à la circulation dans les éléments contractiles.

S'étant aperçu plus tard que la simple compression d'un nerf suffisait à provoquer le retour des spasmes, il rejeta sa première idée sans s'inquiéter d'en trouver une plus heureuse.

L'arrêt momentané de la circulation veineuse dans un membre, amène une certaine ischémie des tissus, qui ne reçoivent plus leur ration accoutumée de sang artériel ; or, ainsi que nous l'apprend la physiologie, cette simple manière d'être constitue pour les nerfs une véritable excitation. Cette excitation ne serait-elle pas le point de départ d'une action réflexe, dont les spasmes ainsi artificiellement provoqués seraient le résultat ?

Si l'on objecte à cette hypothèse que la seule compression des troncs nerveux suffit à provoquer le retour des spasmes, je répondrai que : 1° ce mode de compression est beaucoup moins efficace que la constriction circulaire ; 2° il n'est pas toujours facile d'isoler complétement un rameau nerveux des vaisseaux satellites ; 3° enfin, à supposer qu'on agisse sur ce rameau complétement isolé des organes voisins, on comprimera en même temps les petits vaisseaux spécialement chargés de sa nutrition, et dès lors, cette portion de nerf se trouvera en dehors des conditions d'une circulation normale.

4° *Les extrémités contracturées offrent toujours aux mains et aux pieds une forme déterminée.*

Trousseau insiste très-longuement sur ce point de séméiotique, et compare la position de la main de sa malade, à celle que lui donne l'accoucheur quand il veut l'introduire dans le vagin.

D'après le même auteur, l'équinisme est la règle, pour les extrémités inférieures.

Dans ses leçons cliniques, M. le professeur Jaccoud (1) met aussi en relief cette forme de *main en cône* comme symptomatique de la tétanie, tandis que la *main en griffe* serait au contraire la caractéristique des contractures précoces de l'atrophie musculaire.

Nous regrettons d'avoir trouvé ce signe pathognomonique en défaut, chez un homme dont nous rapporterons l'histoire en détail, au chapitre suivant.

M. Hérard a aussi observé des spasmes carpiens du côté de l'extension, sur deux malades présentant, sauf cette particularité, tous les signes de l'affection décrite par Trousseau à titre d'entité morbide.

Notre vénéré maître, M. Barrier (2), a rencontré à peu près toutes les variétés du pied bot dans les contractures dites essentielles des extrémités inférieures.

Ce dernier élément de la séméiologie des contractures nous paraît donc, comme les autres, sujet à contestation, et dans tous les cas il est loin d'être aussi immuable que l'ont écrit quelques auteurs.

(1) Jaccoud, Leçons de clinique médicale, Paris, 1867; p. 333.
(2) Barrier, Traité pratique des maladies de l'enfance; Paris, 3e édition, p. 252

Je mentionnerai aussi divers troubles de la sensibilité de la surface cutanée qui recouvre les extrémités contracturées (1).

Rien n'est aussi variable que ce symptôme, commun du reste à une foule de troubles fonctionnels ou organiques du système nerveux.

Il résulte de l'instabilité de ces caractères soi-disant pathognomoniques, qu'une fois en face de faits dont la physionomie peut être influencée par une foule de circonstances, le clinicien, entravé par les limites trop restreintes d'une classification défectueuse, éprouve les plus grandes difficultés. Je vais plus loin; une fois qu'il a prononcé, en hésitant, le mot de tétanie, sa tâche reste inachevée, absolument comme s'il se contentait de constater une ascite sans aller à la recherche de l'altération organique, qui en est le point de départ.

Bien que cette recherche des causes premières ne soit que trop souvent stérile, nous devons néanmoins toujours l'entreprendre; c'est dans cette voie que m'ont précédé les auteurs qui se rallient à l'opinion suivante :

C. 3° M. le professeur Axenfeld (2) est, je crois, parmi les auteurs classiques, le premier qui ait envisagé la contracture intermittente des extrémités comme une simple manifestation symptomatique. « Tout semble indiquer, » dit l'auteur du *Traité des névroses*, « que le groupe dont nous venons de faire l'étude, peut être

(1) Nous en dirons autant des contractions fibrillaires notées par plusieurs auteurs et que nous avons observées nous-même chez quelques malades.

(2) Axenfeld, loc. cit., p. 203.

l'expression d'états organiques très-divers du système nerveux, les uns appréciables, les autres inconnus. »

Parmi les travaux récents publiés sur la question qui nous occupe, nous devons encore mentionner la thèse de M. Rabaud (1) qui a cherché à faire prévaloir les idées que nous défendons aujourd'hui.

On y trouve des considérations très-originales sur la pathogénie de la contracture limitée à certains groupes musculaires et la nature du carpo-podalisme épidémique.

Tout en partageant la plupart des idées émises dans ce travail auquel nous reconnaissons du reste un grand mérite, nous signalerons cependant une tendance de l'auteur à mettre sans preuves suffisantes un trop grand nombre de faits sur le compte de l'œdème des méninges, lésion qu'il est très-difficile de constater d'une façon bien nette, ainsi que le fait remarquer M. le professeur Axenfeld.

Nous avons remarqué aussi quelques omissions à l'endroit des conditions pathogéniques de la tétanie, lacune que nous essaierons de combler avec des observations personnelles.

Bien loin de nous cependant la prétention d'être complet sur un point de la pathologie qui, en définitive, plus que tout autre, est encore à l'étude.

(1) Rabaud, thèse de Paris, 1857.

DEUXIÈME PARTIE

Classification.

Pour les raisons que nous avons données précédemment, il nous a paru indispensable d'élargir le cadre nosologique beaucoup trop restreint de la contracture intermittente des extrémités.

Quelque insolite et compliquée que semble notre classification au premier abord, on verra cependant, en y regardant de plus près, qu'elle ne fait que répondre aux besoins exposés dans la première partie de ce travail.

Ne changeant rien ou à peu près rien à ce qui est généralement admis, évitant de détourner aucun mot de sa valeur conventionnelle, nous avons même conservé l'espèce tétanie essentielle, à la condition toutefois de distraire de ce groupe toute contracture dont la pathogénie est liée à une altération organique, reconnue ou vraisemblablement présumée.

Peut-être influencé par les tendances du jour, nous avons de préférence appliqué à cette étude la méthode analytique, et au moment où nous hésitions encore, un maître dont chacun reconnaît l'autorité en pareille matière, est venu nous encourager à suivre cette voie.

Selon nous, le groupe symptomatique *tétanie* peut dépendre :

1° D'une action réflexe ;

2° D'une irritation ou d'une altération *primitive* des centres nerveux ;

3° De maladies générales sans altération caractéristique du sang, et pouvant secondairement influencer les centres nerveux ;

4° De maladies générales avec altération du sang bien constatée et toujours identique à elle-même ;

5° De maladies infectieuses épidémiques ;

6° D'une névrose ou d'une influence toxique étrangère à l'organisme.

§ I. — *Des contractures d'origine réflexe.*

Telles sont les contractures dues à une action réflexe reconnaissant pour point de départ une excitation périphérique anormale, avec ou sans augmentation du pouvoir excito-moteur de la moelle.

A. Sous le chef de contractures réflexes *utérines*, nous rangerons la tétanie des femmes grosses, des nourrices, les contractures provoquées par l'aménorrhée, la dysménorrhée, les douleurs du cancer utérin, etc.

B. Le spasme réflexe *intestinal* nous fournira les contractures consécutives à la diarrhée infantile, à la présence de vers intestinaux.

C. Sous l'influence de l'excitation de certaines branches du trijumeau, nous aurons certaines contractures liée à la dentition.

D. Et enfin, par tétanie essentielle, nous entendrons des contractures *à frigore*, que sous ce seul prétexte pathogénique, nous ne pouvons rationnellement rattacher au rhumatisme.

Il est en effet beaucoup plus simple de les expliquer par une action réflexe due à l'impression du froid sur les extrémités nerveuses péréphériques.

Contractures réflexes utérines.

A. Que l'utérus vienne à subir le moindre changement de position ou de volume, aussitôt apparaissent une foule de troubles sympathiques. Cette réaction sera bien plus énergique encore, si le terrain est préparé d'avance, alors que la nutrition est dévoyée, sous l'influence de la puerpéralité.

Jusqu'au foie dont les cellules s'infiltrent passagèrement de granulations graisseuses, il n'est pas un organe qui échappe à cette perturbation générale; aussi, comme le fait remarque M. le professeur Axenfeld, le système nerveux ne doit-il pas être lui-même épargné.

La démonstration du processus anatomique nous a jusqu'à présent fait défaut, mais le résultat physiologique n'en demeure pas moins certain, à savoir, l'exagération de l'impressionnabilité du système nerveux.

Dans les observations que nous avons compulsées, à côté de contracture très-bénignes, on voit des accidents formidables succéder aux symptômes primitifs, et finalement entraîner la mort.

Si l'on compare ces observations à deux faits rapportés par Kohler (1) sous la rubrique de méningite spinale *post partum*, on sera frappé de leur analogie, et forcé de constater que, cédant au besoin de créer une espèce à part, certains auteurs ont tout simplement empiété sur le terrain des espèces voisines (2).

Pour nous, par conséquent, cette forme grave des contractures survenant à l'époque de la puerpéralité doit être comprise dans l'étude des méningites spinales secondaires. L'envahissement des différentes séreuses pleurales péricardiques ou articulaires, constituant un accident très-fréquemment lié à l'état puerpéral, il est très-naturel que cette jetée puisse dans certaines conditions se localiser aux méninges rachidiennes.

Le plus souvent les contractures des nouvelles accouchées sont beaucoup plus bénignes ; elles succèdent ordinairement à une impression de froid, et dans quelques cas on les a vues se reproduire à chaque nouvelle grossesse. L'observation suivante

(1) Hermann Köhler-Leipsig et Heidelberg, 1861. Monographie der meningitis spinalis nach Klinischen Beobachtungen-Bearbeitet, pages 157, 158 et 162. Meningitis spinalis post absortum (obs. 1). Meningitis spinalis acuta in puerperio (obs. 2).

(2) Quelques jours avant mon entrée dans le service de M. le Dr Bondet, une de ses accouchées venait de succomber dans les circonstances suivantes : quatre jours après l'accouchement, elle fut prise de contracture des extrémités, sur le pronostic desquelles on eut bientôt à revenir. Tel fut, en effet, le prélude d'accidents éclamptiques qui emportèrent la malade en quarante-huit heures.

C'est là un fait trop incomplet pour qu'on puisse songer à en donner une interprétation quelconque ; j'ai néanmoins tenu à le signaler à cause de la coïncidence des contractures avec l'éclampsie et de la difficulté du pronostic au début.

donnera du reste une très-bonne idée de la physionomie de cette affection.

OBSERVATION Ire.

Contractures des extrémités après l'accouchement
(Delpech, obs. II, p. 17).

Mme F...., âgée de 21 ans, et d'un tempérament lymphatique, nerveux, est accouchée il y a deux semaines.

L'accouchement a été difficile, mais naturel, quelques accidents l'ont suivi ; Mme F..... a été prise de douleurs vulvaires et uréthrales assez vives, de douleurs pelviennes profondes et d'un caarrhe vésical léger.

Ces accidents ont cédé facilement à l'emploi de moyens simples, etc..........

Dix-neuf jours s'étaient écoulés depuis l'accouchement, et Mme F..... était en très-bon état ; les lochies rouges avaient cessé, elles étaient remplacées par un écoulement blanc et abondant.

Le vingtième jour, 29 septembre, elle sortit en voiture ; elle n'éprouva aucune souffrance, et ne ressentit pas les atteintes du froid ; elle se rappelle cependant s'être appuyée sur la portière, la glace étant baissée, et avoir fait ainsi un assez long trajet. Le temps était froid pour la saison et pluvieux. Dès le soir, il survint du mal de dents, des douleurs vagues, de la courbature.

Plus tard, les douleurs se fixèrent à la partie interne de la jambe droite, exactement vers le point où précédemment la malade avait été saignée ; puis elles occupèrent les deux genoux, sans qu'on y remarquât aucun gonflement, aucune rougeur. Enfin elles remontèrent, comme la malade le décrit elle-même très-exactement, en occupant la partie antérieure et la partie postérieure des cuisses jusque vers le bassin, où la convergence des cordons douloureux vers la colonne vertébrale était manifeste..........

Le 30 septembre, les douleurs, en persistant dans les jambes, se développèrent dans les mains ; on ne constatait ni gonflement ni rougeur ; les doigts étaient fortement fléchis, et la malade ne pouvait les ouvrir. Elle accusait un sentiment profond de pulsations.

La sensibilité était exagérée, et le moindre attouchement déterminait de vives souffrances ; de temps en temps des exacerbations se produisaient ; d'ailleurs l'intelligence était parfaitement nette, il n'y avait pas la moindre céphalalgie. La malade se contenta de boire une tisane émolliente.

1er octobre. Un peu de gonflement au niveau des métacarpiens, à la main droite et à la région dorsale. Les articulations ne participent en rien à cette tuméfaction.

La contracture a cessé, et les mouvements sont plus libres ; mais la douleur, suivant la direction du bras, et occupant surtout le côté interne, remonte jusqu'à l'aisselle, pour redescendre sur le côté externe du tronc, jusqu'au niveau du sein qu'elle occupe avec violence.

A gauche, la douleur a remonté, puis a disparu, lorsqu'elle est arrivée vers le plexus brachial.

Fièvre, chaleur modérée ; pas de traitement, diète.

Le 2. Quelques douleurs dans la partie supérieure des cuisses, sans gonflement. Rien aux membres supérieurs ; sensation de picotement le long de la colonne vertébrale et vers la fin de la région dorsale ; pulsations sourdes et assez fortes. La malade ne peut se tourner sur le côté pour dormir, sans donner lieu à une douleur assez vive pour qu'elle évite avec soin ce mouvement.

Moins de fièvre. (Repos au lit ; diète, tisane des quatre fleurs.) Le soir du même jour, à quatre heures, retour des douleurs dans tout le bras, l'avant-bras et le main droite, avec contracture ; flexions des doigts et douleurs vives au toucher........... Les accidents persistent toute la nuit ; le matin, les lochies rouges se rétablissent et les douleurs s'effacent complétement.

Depuis cette époque jusqu'au 6 octobre, l'écoulement a persisté ; aucun accident ne s'est reproduit, et Mme F... est complétement guérie.

Chez les nourrices, qui ne sont du reste pas encore complétement en dehors de la puerpéralité, cette complication est encore plus fréquente ; nous l'avons observée deux fois dans les conditions signalées par Trousseau : aussi n'ajouterons-nous rien à sa description, d'ailleurs fort exacte.

Chez une de nos malades, les contractures se reproduisaient à chaque grossesse et paraissaient en

outre tenir à une augmentation du pouvoir excito-
moteur de la moelle, sous l'influence d'un certain
degré d'hyperémie de cet organe. En effet, la pression exercée sur les épines au niveau du renflement
brachial était très-pénible pour la malade, et les
contractures, rebelles à tous les traitements mis en
usage, cédèrent enfin à l'application d'un large vési-
catoire au niveau du point où la moelle s'était mon-
trée sensible à l'exploration (1).

En dehors de l'état puerpéral, on a démontré l'exis-
tence de divers troubles réflexes de la motilité reconnaissant pour point de départ une excitation pathologique des organes génitaux (Brown-Séquard, Leroy
d'Étiolles).

Il nous a paru logique de rapporter à la même
cause les contractures qui accompagnent les troubles
de la menstruation et dont M. Rabaud a donné une
explication un peu différente.

Pour cet auteur, il existe une congestion médullaire dans l'aménorrhée, parce que le sang dévié de
l'utérus se porte de préférence vers cette portion des
centres nerveux.

Nous ne saurions mieux faire, pour donner une
idée exacte des contractures aménorrhéiques, que de
rapporter les deux observations suivantes, empruntées au travail publié par Tonnelé, en 1832, dans la
Gazette médicale de Paris (2) :

(1) Nous ne considérons pas l'utérus comme point de départ exclusif
de ces sortes de contractures ; ici comme ailleurs, il peut se faire que
l'excitation causale vienne des nerfs périphériques impressionnés par
le froid ou l'élément rhumatismal.

(2) Tonnelé, Gaz. méd. de Paris, 1832, p. 6.

OBSERVATION II.

Contracture des extrémités guéries par l'apparition des règles.
(obs. IX)

Eugénie-Désirée Lamarre, âgée de 15 ans, forte, bien développée, entra à l'hôpital le 20 février 1827.

On observait face rouge, animée, céphalalgie, vertiges, tintements d'oreille, troubles des fonctions digestives, anorexie, éructations, sentiment de pesanteur à la région épigastrique, irrégularité du pouls, palpitations cardiaques.

Le 25. Violente indigestion déterminée par des gâteaux mal cuits, et accompagnée de vomissements, de diarrhée et de défaillance.

Le 26 et les jours suivants, contractures très-intenses des avant-bras et des mains, sentiment de gêne dans la région du sternum. tristesse, morosité.— 10 sangsues à l'épigastre; infusion de tilleul et de feuilles d'oranger, lav. huileux.

Le 31. Apparition des règles, secondée par une nouvelle application de sangsues à la vulve. Huit jours après, guérison complète et sortie de l'hôpital.

OBSERVATION III.

Contractures guéries par les bains et affusions froides, rappelées par une impression morale; guéries de nouveau par le développement des menstrues (obs. X).

Marie Leclerc, âgée de 15 ans, cheveux bruns, taille élancée, embonpoint médiocre, constitution excitable, éprouvait depuis quelques mois des accès hystériques qui furent un jour suivis d'une contracture permanente des mains et des pieds. Cette jeune fille n'éprouvait, du reste, aucun autre accident. Amenée à l'hôpital au commencement de 1827, elle fut traitée par les bains et les affusions froides, auxquels on joignit les frictions éthérées et quelques boissons antispasmodiques. La maladie se dissipa complétement dans l'espace de huit jours, mais une émotion vive fit reparaître l'affection convulsive dans l'espace de quelques instants. Six jours après, les règles s'établirent et en même temps cessa la contracture.

Nous empruntons à M. Rabaud l'observation suivante comme spécimen de contractures pouvant se développer dans le carcinome utérin (Rabaud, p. 66, obs. 10) :

OBSERVATION IV.

Cancer utérin ; contractures intermittentes des extrémités
(Rabaud, p. 66, obs. X).

J....., âgé de 52 ans, entrée à la Maison de santé en décembre 1856, pour un cancer de l'utérus ; depuis le mois de janvier a eu des pertes fréquentes ; cependant il n'y a ni état cachectique ni même anémie ; douleurs vives dans les lombes, l'hypogastre et les cuisses.

Le 15 avril 1857, à la suite de violentes douleurs lombaires et hypogastriques, elle éprouva de la roideur dans les bras et les avant-bras ; bientôt il se manifesta de la contracture douloureuse des mains qui dura trois quarts d'heure ; dans la journée, *il resta de la sensibilité* dans les avant-bras et les mains ; depuis, plus rien.

En même temps que la contracture des extrémités supérieures, elle eut de la roideur et de la douleur dans les pieds, mais « sans contracture manifeste. »

Cette complication du carcinome utérin est, du reste, chose fort rare ; M. le Dr Charcot nous a dit ne l'avoir jamais rencontrée chez les cancéreuses de la Salpêtrière. En revanche, il a signalé plusieurs fois chez ces malades des contractures de cause inopexique locale, généralement bornées à un seul membre, et s'accompagnant de troubles analogues à ceux que l'on a constatés à la suite de la ligature des artères de gros calibre.

Ces contractures sont permanentes, avec elles coïncident une perte complète de la sensibilité, un abaissement notable de la température et une roideur véritablement cadavérique. Cet état cesse après la mort, et alors que toutes les autres parties sont envahies par la rigidité cadavérique, le membre contracturé pendant la vie, demeure seul dans le relâchement. Les douleurs lombaires notées dans l'observation de M. le Dr Rabaud, la conservation de la sensibilité, établissent trop nettement la nature de ces accidents pour qu'on puisse les rattacher à la cause que je viens de signaler.

C. On a réussi à provoquer expérimentalement des contractures réflexes chez des animaux dont on excitait l'intestin ; nous avons pu nous-même reproduire ce résultat chez la grenouille avec assez de facilité.

Il n'est dès lors pas étonnant que des ulcérations, une simple injection de la muqueuse, la présence de corps étrangers, d'ascarides, etc., puissent provoquer de la même façon des contractions réflexes chez certains sujets.

La plupart des médecins avaient, du reste, noté cette relation de la contracture avec les affections vermineuses.

Trousseau et M. Lasègue ont insisté surtout sur l'influence de la diarrhée (1).

______

(1) On a même cherché à mettre à contribution cette action réflexe intestinale pour expliquer la mort subite dans la fièvre typhoïde (Dieulafoy, th. Paris, 1869).

M. le Dr Hayem a combattu cette manière de voir (Sur les causes de la mort subite dans la fièvre typhoïde. Arch. Physiologie, décembre 1869).

OBSERVATION V.

(Hôtel-Dieu de Lyon.)

Nous avons observé à l'Hôtel-Dieu de Lyon un cas de contractures vermineuses dans des circonstances assez particulières
pour que le fait suivant nous ait paru digne d'être consigné dans
ce travail.

Le fils d'un domestique de la maison, âgé de 8 ans, était occupé
à jouer avec son frère, quand il fut tout à coup saisi d'une sorte de
crampe dans la main et le bras droit. Il décrocha ses doigts; la contracture disparut, et il se remit à jouer, sans s'inquiéter davantage
de cet incident.

Le lendemain, les contractures reparurent au moment où il venait de quitter la table, mais en même temps il pâlit et tomba sans
connaissance.

Mon ami et collègue Mollière, appelé en toute hâte, prescrivit un
lavement de vin émétique trouble, et le petit malade expulsa aussitôt deux énormes pelotons d'ascarides.

D. Il est un point de l'histoire des névralgies parfai-
faitement connu, à savoir, l'excitation réflexe possible
des rameaux périphériques du facial, sous l'influence
d'une affection primitive du trijumeau.

Les contractions cloniques ou toniques ne sont ordinairement alors que spontanées, mais chez un
malade dont nous allons rapporter l'observation, on
pouvait reproduire ces spasmes artificiellement et à
volonté.

OBSERVATION VI.

(Hôtel-Dieu de Lyon, salle Sainte-Élisabeth, service de M. Bondet).

Elie Noir : mineur, âgé de 30 ans, entre le 7 juin 1869 à l'Hôtel-
Dieu pour un érysipèle de la face.

5 septembre. Depuis deux jours, névralgie sus-orbitaire gauche très-intense, la douleur reparaît chaque matin à six heures.

Une injection hypodermique d'atropine avec la solution de

M. Béhier n'amène aucun soulagement. Gonflement à la partie interne du sourcil au niveau de l'émergence du nerf sus-orbitaire. La pression à cet endroit détermine une douleur vive accompagnée de *contractures de tous les muscles de la face du même côté.*

Le 7. Douleur spontanée beaucoup moins vive. Spasmes provoqués moins accentués; il persiste néanmoins une *légère déviation de la face de ce côté.*

Le 7. Nouvel accès. Nouvelle injection.

Le 8. Id. Les douleurs sont un peu moins vives.

Le 9. L'accès a duré hier jusqu'à une heure du soir.

Le 10, vers midi, peu de douleurs sus-orbitaires, chaleur et frissons.

Le 12. Pas de nouveaux symptômes névralgiques; le malade quitte l'Hôtel-Dieu deux jours après.

Nous sommes très-porté à expliquer de la même façon les contractures bénignes survenant chez les enfants à l'époque de la dentition. Comme dans le fait précédent, une branche du trijumeau serait encore le point de départ de l'excitation dont la réflexion toutefois suivrait une voie différente. On en trouvera une excellente description dans les cliniques de Trousseau, article *Tétanie.*

Comme je le disais tout à l'heure de la tétanie puerpérale, à côté de ces contractures bénignes, on en observe de beaucoup plus graves et qu'il ne faut plus songer à mettre sur le compte d'une action réflexe.

Ainsi que l'a dit M. le professeur Axenfeld, le système nerveux beaucoup plus irritable chez l'enfant se congestionne avec une extrême facilité. Si à cette imminence morbide physiologique, passez-moi l'expression, viennent s'ajouter de nouvelles causes d'excitation, appauvrissement du sang, épuisement général, diarrhée, mauvaises conditions hygiéniques, rien n'y manque, et dès lors surviennent des méningites ou congestions chroniques, du ramollissement de la moelle, de l'œdème cachectique, toutes lésions que M. Rabaud a très-nettement constatées bien des fois.

Souvent des contractures très-bénignes peuvent précéder un cortége de symptômes beaucoup plus graves, suivant les mille et une conditions objectives ou subjectives qui peuvent faire varier les accidents morbides à l'infini. — On lira avec intérêt une observation de de La Berge qui a trait à ces sortes de contractures, pouvant précéder les convulsions (de La Berge. Note sur certaines rétractions musculaires, etc. *Journal hebdomadaire du progrès des sciences.* etc., 1835, t. IV, p. 162, 257, 289).

OBSERVATION VII (personnelle).

Contractures passagères devenues permanentes, ayant succédé
à des crises d'éclampsie (1).

Marie Bouteloup est âgée de 11 ans. La mère est morte en couche, hémiplégique, et peut-être tuberculeuse.

Une maladie de poitrine de longue durée a emporté sa sœur à l'âge de 4 ans. Le père, d'une très-bonne santé, n'a pas eu la syphilis et ne se livre à aucun excès.

A l'âge de 2 mois, Marie B... a eu des convulsions à plusieurs reprises ; cette maladie a laissé après elle des désordres graves.

L'enfant était triste ; plus tard, ne parlait pas, ne marchait pas à l'âge habituel, paraissait souffrir de la tête , et douée d'une susceptibilité nerveuse extraordinaire.

De temps à autres « elle s'étirait, devenait toute raide » ; souvent,

---

(1) Heine rapporte un fait à peu près analogue à celui-ci.

La jeune fille qui fait le sujet de cette observation nous a été présentée par le D\u0072 Perroud.

au milieu de la nuit, elle était réveillée en sursaut pas ces spasmes, s'accompagnant de douleurs très-aiguës.

Les contractions commençaient par les extrémités supérieures, pour de là gagner les bras, les membres inférieurs et le tronc.

La petite malade s'est développée jusqu'à l'âge de 11 ans, en dépit de ces désordres en apparence incompatibles avec la vie, et bien que l'intelligence n'ait sans doute pas complétement échappé à de si désastreuses influences, elle paraît néanmoins avoir pris une certaine part à ce développement.

Sa physionomie en est une preuve, et l'expression de ses grands yeux bleus, empreinte de tristesse, tient de celle de l'aphasique et du sourd-muet.

Jamais elle n'a pu dire autre chose que papa et maman, encore prononce-t-elle ces mots mal à propos, ce dont elle paraît avoir conscience, à la manière d'un aphasique.

Elle retient le nom, le visage, le caractère des personnes qu'elle voit même rarement, et peut saisir dans la conversation des idées d'un ordre assez élevé ; aussi sa grand'mère a-t-elle pu l'instruire dans sa religion, dont elle suit quelques pratiques avec une certaine conscience de ses actes.

Son teint est profondément anémié, sa taille celle d'un enfant de 9 ans environ.

Tous les groupes musculaires sont très-atrophiés, particulièrement ceux des membres inférieurs.

L'attitude de cet enfant est des plus étranges ; c'est l'opisthotonos poussé à sa dernière limite : la tête est tellement déjetée en arrière, la courbure des reins et la flexion des jambes si prononcées, que par moment les talons sont près d'atteindre l'occiput.

Les bras sont aussi fléchis et croisés sur la poitrine. Les mains très-violemment contracturées « en cône ».

Depuis cinq mois environ, les crises ont tellement augmenté d'intensité, de durée et de fréquence, que la tétanie est presque permanente.

Outre cet état tonique des muscles, il survient de temps à autre quelques mouvements cloniques d'une certaine lenteur ; le membre, bien que contracturé, s'étend presque en entier et reprend bientôt sa flexion habituelle.

La contracture des muscles de la nuque est continue, si bien que l'enfant ne peut inliner sa tête en avant; elle tire alors la langue, en signe d'affirmation.

L'état de ses muscles lui permet cependant quelques légers mouvements de latéralité pour exprimer la négation.

De temps à autre surviennent des spasmes glottiques. C'es surtout au moment de la déglutition. Dès que le bol alimentaire a franchi l'isthme du gosier, il est souvent projeté au dehors par une expiration brusque : ces mouvements réflexes s'étendent même aux membres postérieurs, qui sont étendus brusquement et avec une certaine vigueur.

Si, tandis qu'on introduit les aliments dans la bouche, une autre personne maintient les membres inférieurs dans la flexion, la déglutition paraît s'accomplir avec plus de facilité.

Nous avons recherché avec le plus grand soin l'état des diverses sensibilités qui nous ont paru au moins intactes autant qu'il nous est permis de l'affirmer à la suite d'une exploration si difficile (1).

La sensibilité réflexe, comme nous l'avons vu à propos des spasmes glottiques, est très-exaltée.

La pression sur les épines ne provoque pas de douleur appréciable. Parfois au contraire, la moindre pression sur les masses musculaires nous a semblé très-pénible pour la petite malade.

L'application de la glace sur les épines lui font pousser des cris déchirants. M. le Dr Perroud avait déjà constaté ce fait; les pulvérisations d'éther sont aussi mal supportées.

Le bromure de potassium à haute dose a échoué entre les mains de M. le Dr Lortet.

Un médecin avait antérieurement conseillé l'électricité, qui n'amena qu'un surcroît de spasmes et de douleurs.

Il n'existe pas de troubles du côté du rectum et de la vessie.

La malade éprouve de temps à autre des coliques et de la diarrhée. Elle a des signes d'hypertrophie cardiaque.

Contrairement à l'opinion de beaucoup d'auteurs, la contracture des extrémités offre certaines relations

---

(1) Toutes nos recherches sur la sensibilité aux températures ont été faites au moyen d'un appareil très-ingénieux et fort simple, imaginé par notre collègue et ami M. Daniel Mollière, interne des hôpitaux.

En résumé, cet appareil se compose de deux tubes isolés, contenant chacun un thermomètre et un mélange d'eau et d'acide sulfurique, dont on peut instantanément et à volonté élever ou abaisser la température en variant les proportions des deux liquides.

avec les convulsions de l'enfance : « Chez l'enfant, dit Spring (*loc. cit.*), ce symptôme se présente souvent seul au début de l'éclampsie, ce qui doit le faire recommander à l'attention particulière du praticien. Il se développe et grandit insensiblement, ne constituant d'abord que des contractures passagères, qu'on remarque surtout quand l'enfant se réveille. »

La contracture peut aussi survenir à la suite des convulsions, ainsi que le prouve une observation publiée par M. le D\u02b3 Dardel dans l'*Imparziale medic.* de Florence. Le fait que je viens de rapporter en est une preuve assez évidente.

Au début de la maladie, de simples contractures passagères et intermittentes ont succédé aux convulsions cloniques, et cependant à l'heure qu'il est, on ne peut s'empêcher de songer à une sclérose probable des cordons antérieurs avec altération de la substance grise contiguë. Il importe donc, ainsi que le remarque Spring, d'apporter la plus grande réserve dans le pronostic d'un symptôme qui peut entraîner à sa suite de si graves désordres.

Nous arrivons maintenant à la tétanie essentielle, c'est-à-dire à cette forme de contracture dont la pathogénèse nous échappe, l'étiologie *a frigore* ne suffisant pas à notre avis pour affirmer la présence du vice rhumatismal.

Comme nous l'avons dit plus haut, les nerfs impressionnés par le froid ne pourraient-ils pas être le

(1) Cette observation ayant été prise en ville, nous nous excusons des lacunes que peuvent présenter nos explorations en pareilles circonstances.

point de départ d'une excitation qui reviendrait aux extrémités? Dès lors cette forme de tétanie essentielle serait aussi de nature réflexe.

Voici une observation que nous regardons comme type de la tétanie essentielle des auteurs.

OBSERVATION VIII.

Tétanie essentielle *a frigore* (observation personnelle).

...C'est un jeune homme de 25 ans, né à Toulouse, d'une très-vigoureuse constitution, servant dans la cavalerie, et actuellement attaché en qualité d'ordonnance à un officier du régiment.

Il n'a jamais fait de campagne, et a échappé par conséquent aux causes habituelles des affections rhumatismales chez les soldats.

Les membres de sa famille jouissent tous d'une santé parfaite, et les sœurs de ce jeune homme n'ont pas un seul des attributs du tempérament nerveux.

Il n'a jamais eu la syphilis, et n'a jamais abusé de l'alcool plus de deux ou trois fois par année.

Interrogé sur des habitudes possibles de masturbation, le malade est d'assez mauvaise foi, attendu que son maître l'aurait surpris se masturbant, tandis qu'il regardait une jeune fille à une fenêtre voisine.

Quelques jours plus tard, une personne de la maison aurait constaté le même fait.

C'est à l'obligeance de M. le Dr Cominal que nous devons ces renseignements qui ne sont pas sans quelque importance.

Depuis le mois de juillet, cet homme couchait dans une écurie très-exiguë et humide, au point que le matin les couvertures des chevaux étaient littéralement mouillées.

Quand survinrent les premiers froids de novembre, il commença à éprouver une certaine inaptitude au travail, une lassitude générale, des douleurs vagues dans les membres, surtout la nuit, une légère oppression et quelques palpitations cardiaques.

Un soir, le 12 novembre, tandis que ces douleurs le tenaient éveillé, il fut tout surpris de sentir ses mains engourdies, contracturées et incapables d'exécuter un mouvement quelconque sous l'influence de sa volonté; cette crise dura un quart d'heure environ.

Le lendemain, le même accident se reproduisit trois fois dans la même journée, et les jours suivants, les crises se rapprochant de plus en plus, le malade dut rentrer à l'infirmerie du quartier.

C'est à ce moment qu'il fut soumis à notre observation. Comme l'a signalé Trousseau dans ses cliniques, en appliquant un lien constricteur sur le bras ou l'avant-bras, on pouvait reproduire les contractures à volonté. « Le pouce était d'abord énergiquement entraîné dans l'adduction forcée, les doigts, serrés les uns contre les autres, se fléchissaient à demi sur lui. Le mouvement se passait d'abord dans l'articulation métacarpo-phalangienne, la main se creusait par le rapprochement de ses deux bords interne et externe, prenait la forme d'un cône, ou mieux celle que prend la main de l'accoucheur quand il veut l'introduire dans le vagin. »

Si on laissait alors le lien constricteur un moment de plus, la main se fermait complétement, conservait l'empreinte des ongles et finissait par se fléchir très-fortement sur l'avant-bras.

On obtenait exactement le même résultat en comprimant l'humérale au tiers inférieur. Si on cessait la compression ou la constriction, la main reprenait peu à peu sa position normale tout en restant légèrement engourdie et insensible aux impressions de douleur et de contact.

Nous avons alors essayé l'influence de l'électricité sur les contractures; les muscles répondaient très-normalement à l'excitation galvanique, et le courant ne paraissait pas favoriser par son influence la production ultérieure des spasmes. Le malade éprouvait les mêmes symptômes du côté des extrémités inférieures; de même qu'aux mains, la crise était précédée d'une sorte de raideur, et le spasme entraînait le membre du côté de la flexion, le pied passant successivement par la série des différentes positions qui aboutissent au « pied en griffe. »

Le changement d'habitation surtout, les bains sulfureux particulièrement eurent la plus heureuse influence, le bromure et les pilules de Méglin ayant d'abord échoué. L'état du malade s'améliora rapidement; il sortait en effet de l'hôpital à la fin du mois de janvier. Je l'ai revu moi-même il y a deux jours, la guérison paraît définitive, car, depuis le mois de janvier, il n'a plus éprouvé le moindre malaise et a pu reprendre son genre de vie accoutumé, assez pénible du reste. (Lu à la Société des sciences médicales, 69.)

§ II.

La congestion ou l'anémie de certaines portions de l'encéphale, et plus spécialement du bulbe rachidien, nous paraissent capables de produire, dans quelques cas, la contracture des extrémités, celle par exemple qui peut survenir avant ou après les convulsions de l'enfance.

Telles seraient aussi les contractures qui constituent un des prodromes de l'attaque, chez certains épileptiques.

Observé parfois dans l'hystérie, ainsi que l'a signalé M. Briquet, ce symptôme est alors d'une explication plus difficile; ne serait-ce pas ici le cas de songer à cet excès de réceptivité des centres nerveux, invoqué par M. le professeur Axenfeld?

Divers produits pathologiques, à la première période de leur développement, peuvent manifester leur présence, par des symptômes complétement analogues à ceux de la tétanie (Rabaud, *loc. cit.*).

L'irritation spinale provoquée par la pratique habituelle de la masturbation a été signalée par M. J. Gourbeyre, comme une cause assez fréquente de contracture; on observe un si grand nombre de troubles nerveux liés à cette influence, que nous serions porté à admettre, dans ces conditions, un certain degré de congestion médullaire.

Nous adoptons jusqu'à un certain point les idées de Mürdoch sur l'influence professionnelle, rejetée au contraire par la plupart des auteurs.

L'action de coudre, de jouer du piano, de marcher,

finit par devenir avec l'habitude une sorte de phénomène réflexe conscient, dans lequel l'excitation né-
cessaire porte sur un point limité de la substance
grise ; survienne alors un agent d'irritation extérieur,
cette portion « surmenée » s'y montrera plus sensible, et le résultat de cette impression se manifestera
de préférence dans les groupes musculaires placés
dans sa sphère d'action.

Nous avons déjà admis avec Spring, que la congestion de la portion sus-lombaire de la moelle pouvait
provoquer des contractures intermittentes.

Quand au lieu de cette simple congestion existe
une véritable méningite ou méningo-myélite, la contracture des extrémités peut se montrer à titre de symptôme prédominant ; nous en trouvons un exemple
dans les épidémies de Belgique, dont il sera parlé
avec plus de détails dans le paragraphe suivant.

Indépendamment de ces affections à marche aiguë
observe-t-on des contractures intermittentes dans certaines maladies chroniques de la moelle ?

Nous en avons rencontré dans un cas d'atrophie
musculaire, et chez un malade atteint d'une affection
de la moelle dont nous ne saurions préciser la nature.

Gairdner Oppenheimer, Clarke et M. le Dr Jaccoud
ont signalé cette complication possible de l'atrophie
musculaire, mais ces contractures, assez rares du
reste, sont ordinairement permanentes.

Dans le fait suivant, que nous avons observé à
l'hôpital militaire de Lyon, la tétanie était manifestement intermittente, et, sans une atrophie très-peu
apparente de certains groupes musculaires, elle eût
pu passer à bon droit pour essentielle.

OBSERVATION IX.

Atrophie musculaire progressive; contracture intermittente
des extrémités.

(Hôpital militaire de Lyon, service de M. le Dr Busschaërt).

Le nommé Lambalcy, ancien mineur, actuellement soldat au
3e de ligne, âgé de 24 ans, né à Rouchaut (Haute-Saône), a été en-
voyé à l'hôpital sous la rubrique de rhumatisme musculaire chronique. Voici son histoire en peu de mots :

D'une très-bonne constitution, il n'a jamais eu de rhumatismes,
de scrofules, de syphilis, ni aucune maladie antérieure de quelque
importance. Il n'a jamais abusé des liqueurs alcooliques à aucune
époque de sa vie.

Une nuit d'hiver, assez humide, étant de faction, il y a environ
treize mois, il fut pris d'une crampe très-violente dans la jambe et
le pied droit ; ce phénomène s'accompagnait d'une douleur exces-
sivement vive dans le mollet et le pied, qui demeurèrent engourdis,
et furent le siége de fourmillements très-pénibles pendant une semaine environ.

Quelques jours après, le malade ressentit au niveau du talon une
douleur très-vive, qui ne l'a jamais quitté depuis, et devient into-
lérable dès que cet homme fait la moindre course.

Depuis cette époque, les crampes surviennent plusieurs fois par
nuit, se rapprochant sans cesse ; les mains ont été atteintes il y a
environ cinq mois, et la moindre sensation de froid rappelle, le jour
ou la nuit, dans la main gauche, des contractures très-violentes
dont j'ai été moi-même témoin.

Il existe un peu d'arthralgie dans l'épaule gauche.

La main, l'éminence thénar, le poignet du même côté, sont sensiblement moins développés qu'à droite, et cependant le malade est
gaucher dès son enfance.

Il existe une différence très-notable dans le volume des deux ju-
meaux ; le droit est manifestement atrophié, et le tendon d'Achille
réduit à une sorte de cordon fibreux. En avant du tendon d'Achille
se trouve une tuméfaction, dure, faisant corps avec le calcanéum
et certainement due à un gonflement de cet os, surtout au niveau
de sa partie postérieure. Cette tumeur, très-sensible au toucher,
est le siége de la douleur que le malade rapporte au talon.

Il nous est difficile d'en préciser la nature, ayant cherché avec le plus grand soin, mais en vain, des antécédents syphilitiques.

Il existe de temps à autre des douleurs vagues dans les lombes mais la pression sur les épines, le contact d'un corps froid ou chaud, promené le long de la colonne n'y éveillent aucune sensibilité.

On n'observe pas de contractions fibrillaires, et les actions réflexes ne me paraissent ni augmentées ni diminuées.

Les diverses sensibilités semblent au contraire émoussées dans la main gauche, particulièrement sur la face palmaire.

La force est considérablement diminuée dans la main du côté malade.

N'ayant pas d'appareil à ma disposition, je n'ai pas pu explorer l'état des muscles à l'aide de l'électricité.

Nous avons également observé un fait presque analogue dans le service de M. Bondet, seulement les contractures se sont bientôt généralisées à un grand nombre de groupes musculaires et sont devenues permanentes.

J'emprunte à mon excellent maître la description qu'il a faite de ce malade dans un mémoire lu à la Société de médecine de Lyon.

OBSERVATION X.

Atrophie musculaire progressive ; contractures généralisées.
(Hôtel-Dieu de Lyon. Service de M. Bondet.)

Le 4 février de l'année dernière, le nommé Antoine Duchamp, âgé de 15 ans, domicilié à Tarare, entrait à la clinique médicale, pour une affection assez rare, dont voici, du reste, l'histoire et les principaux symptômes : cet enfant raconte que pendant huit ans il a été porteur d'une teigne pour laquelle il a subi à l'Antiquaille un traitement de quatre mois, par l'épilation.

La guérison de cette teigne était à peine complète, qu'un jour, au retour d'une promenade, étant encore à l'hospice, il ressentit tout à coup, dit-il, une sorte d'engourdissement dans les membres inférieurs, avec une telle difficulté pour marcher, qu'il ne put rentrer à l'Antiquaille, que soutenu par ses petits camarades ou porté par le frère qui les accompagnait ; huit jours après, peu soucieux de ce malaise survenu si brusquement, sans causes appréciables, et dont il n'était plus question au bout de quarante-huit heures, il sortit de l'hospice et retourna à Tarare pour être employé dans un atelier d'apprêt.

Pendant un an et demi, le malade a constamment travaillé dans ces salles fortement chauffées, exposé par conséquent, à chaque instant, à de brusques changements de température ; depuis ce jour, les raideurs que le petit malade avait éprouvées quelques jours avant sa sortie de l'Antiquaille, ont toujours été en augmentant; après les jambes, ce sont les bras qui se sont pris à leur tour ; les mains se fermaient difficilement, puis les pieds se sont déformés, de sorte que le malade a fini par ne pouvoir plus ni marcher, ni se livrer à un travail manuel.

Cet état durait depuis six mois, quand le malade est entré dans le service de la Clinique, où je remplaçais alors M. le professeur Rambaud.

Voici les symptômes que nous constatâmes à son entrée :

Tous les muscles sont dans un état de contracture plus ou moins marquée, les mains à moitié fermées, avec les doigts fléchis ou plutôt crispés, car on voit agissante, sans savoir laquelle des deux prédomine, l'action simultanée des fléchisseurs et des extenseurs ; le pouce également fléchi est dans l'adduction et remplit la paume de la main. Veut-on fléchir ou étendre les doigts, les muscles contracturés s'y opposent et le petit malade accuse une vive douleur.

Les deux pieds sont aussi déformés et présentent le type du pied bot varus équin au deuxième degré, le malade marche sur la pointe et le bord externe du pied, dont la pointe est basse et le talon relevé, avec une saillie très-marquée du tendon d'Achille.

Les tendons des extenseurs communs et long extenseur du pouce se dessinent fortement sous la peau, et les orteils, tiraillés par leurs extenseurs et leurs fléchisseurs, présentent tout à fait la forme d'une griffe.

Si l'on essaye de fléchir le pied étendu sur la jambe, on détermine comme à la main une vive douleur.

Pendant la marche, qui est difficile et incertaine, les pieds appuyés sur le sol se redressent et la difformité disparaît momentanément.

La plupart des muscles des bras, des cuisses et du tronc se dessinent sous la peau avec des saillies exagérées, de sorte que, debout et immobile, cet enfant avec son teint mat, un peu cuivré, ses cheveux noirs, ressemble assez à une de ces réductions grand modèle du Gladiateur antique ou de l'Hercule de Farnèse; vient-il, au contraire, à marcher, c'est une sorte de mannequin dont la démarche enraidie et titubante, presque sans flexion articulaire, avec une projection irrégulière des membres, rappelle tout à fait les mouvements de ces grossiers pantins de bois de Nuremberg qui se meuvent à l'aide de ressorts ou de cordons élastiques.

On remarque au niveau de l'éminence thénar un léger enfoncement qui paraît dû à un peu d'atrophie musculaire.

La sensibilité cutanée et musculaire semble plutôt augmentée que diminuée; pas de douleur sur le rachis, pas de céphalée, pas de troubles des organes des sens; apyrexie.

L'état du tube digestif est excellent; toutes les autres fonctions sont normales.

Le phénomène contracture est-il ici sous la dépendance d'une lésion des cornes antérieures décrite par M. le Dr Charcot dans l'atrophie musculaire?

Nous rapporterons volontiers à des lésions matérielles des centres nerveux, les symptômes constatés dans l'observation suivante, dont l'interprétation exacte nous paraît fort difficile, et dans tous les cas au-dessus de nos forces.

OBSERVATION XI.

(Hôtel-Dieu de Lyon, service de M. le Dr Bondet).

Contractures intermittentes des extrémités; maladie de la colonne vertébrale; affection médullaire probable.

Étienne Mortier, marchand de volailles, âgé de 33 ans, entre le 4 février 1869, salle Saint-Augustin.

Rien d'héréditaire, frayeur de la mère pendant la grossesse.

A l'âge de 10 ans, convulsions qui l'ont laissé, pendant deux mois environ, dans un état voisin de l'idiotie; il s'en était suivi une perte momentanée de la mémoire et de la parole, sans paralysie, si bien que ce malade a eu besoin de rapprendre à parler : ces phénomènes se sont dissipés assez vite.

A l'âge de 12 ans, cet homme a été atteint d'une affection osseuse localisée à la colonne vertébrale, car les membres sont grands et bien conformés. Rien d'extraordinaire, à part des palpitations et de l'oppression jusqu'à l'âge de 29 ans, où, un jour, il fut brusquement pris dans la rue d'une faiblesse subite des membres inférieurs qui le fit s'affaisser sur lui-même et l'obligea de se faire relever et aider pour rentrer chez lui : depuis ce jour, la marche est devenue impossible sans le soutien d'un bras quelconque.

A partir de ce moment se développent des tics nerveux, dans la face des contractures spasmodiques et passagères, dans les mains et les pieds, des maux de tête fréquents, etc.

Depuis une huitaine de jours, ces symptômes ont augmenté avec prédominance des signes thoraciques ; le malade arrive avec une scoliose considérable, de la fièvre et de la chaleur à la peau, des frissons, de la cyanose, avec des râles muqueux et sonores dans la poitrine, sans matité appréciable, excepté au niveau des gouttières vertébrales ; en un mot, il présente les symptômes d'une congestion pulmonaire, le cœur est plus gros que de coutume, l'impulsion très-énergique, sans souffle, on sent la pointe dans le creux épigastrique, il est repoussé en bas par la déformation du thorax.

Au moindre mouvement, les contractures reparaissent avec exagération considérable des mouvements réflexes.

Cependant il n'existe pas de douleur réveillée par la forte pression des épines.

Pas traces d'anesthésie aux membres inférieurs, la sensibilité est au contraire exagérée.

Parésie des membres inférieurs et supérieurs, à forme hémiplégique, infiniment plus marquée à gauche.

Cependant, bien que les deux membres inférieurs soient amaigris, le droit est sensiblement plus atrophié.

L'intelligence et la mémoire sont aussi nettes que possible. — 4 grammes de bromure de potassium ; kermès et digitale, à 0,30.

Le 8 février, amendement notable des symptômes nerveux.

Sorti le 15 avril dans le même état.

OBSERVATION XII.

(Hôtel-Dieu de Lyon, salle Saint-Charles, service
de M. le Dr Perroud) (1).

J'ai observé dans le service de M. le Dr Perroud une femme
âgée de 70 ans environ, affectée de contracture intermittente des
extrémités.

Son état de misère et d'affaiblissement général l'avaient fait admettre à l'Hôtel-Dieu, mais elle ne présentait les symptômes d'aucune maladie déterminée.

Un matin elle fut prise, sans cause appréciable, de contractures
très-douloureuses dans les mains et les pieds. Interrogée sur ses
antécédents, elle m'a dit n'avoir jamais eu de rhumatisme articulaire aigu.

Depuis environ six mois, elle est sujette à ces sortes de troubles
nerveux, qui reviennent environ deux ou trois fois par semaine.

L'intelligence de cette femme était parfaitement saine; elle s'ex-
primait d'une façon très-nette, et parlait même avec une certaine
volubilité (1).

Ces accidents doivent-ils se rapporter à un état
dyshémique de la moelle ou à une véritable altération
de cet organe, les centres nerveux prenant aussi leur
part à la déchéance sénile générale.

Plusieurs observateurs, M. Bouchard entre autres,
ont noté une pigmentation très-prononcée des cellules ganglionnaires de la moelle des vieillards.

Y aurait-il quelque rapport entre les contractures
séniles et l'exagération de cette altération presque
physiologique, ou sa prédominance en quelques points,
dans les cellules des cornes antérieures, par exemple.

(1) Je regrette beaucoup de donner ces renseignements de mémoire, mais il m'a été impossible, malgré toute ma bonne volonté,
d'avoir l'observation détaillée de cette malade, qui a succombé il y a
peu de temps sans qu'on en ait pu faire l'autopsie,

§ III.

Plusieurs auteurs, et en particulier Aran et Trousseau, ont observé la contracture des extrémités dans le décours des fièvres typhoïdes. Il est à présumer que ce symptôme est lié, dans ce cas, à l'empoisonnement du système nerveux par un sang doué de propriétés toxiques spéciales. Il pourrait se faire en outre que les éléments nerveux subissent, sous cette influence, une altération à peu près analogue à celles que M. le professeur Vulpian a rencontrée, par exemple, dans les nerfs du voile du palais chez les sujets ayant succombé à la paralysie diphthéritique.

Nous attribuons la même origine aux contractures intermittentes du choléra, qui, tardives comme celles de la fièvre typhoïde, surviennent plus particulièrement pendant le stade réactionnel. Pour le typhus, la fièvre bilieuse, la fièvre jaune, la fièvre intermittente pernicieuse, la variole, la rougeole, nous ferons remarquer que, dans toutes ces maladies, il existe une tendance très-marquée à l'hyperémie de la moelle et de ses enveloppes, congestion qui va souvent jusqu'à la méningo-myélite. En effet, on observe fréquemment dans le typhus une douleur lombaire très-accusée, bien souvent aussi des accidents nerveux de toutes sortes, avec altération matérielle à l'autopsie.

Il est quelquefois même impossible de faire lapart de l'affection typhique et de la méningite spinale, si bien que, M. Chauffard a confondu avec raison ces deux maladies sous le nom de méningite spinale épidémique. Bien entendu, dans ces méningites épidémiques, l'affection primitive emprunte sa physionomie spéciale à des constitutions médicales particulières.

C'est sous ce chef que nous pensons devoir ranger les épidémies dont nous avons parlé plus haut, et en particulier, celle qui a sévi sur les prisons de Gand.

La fièvre intermittente, la fièvre bilieuse présentent aussi la même douleur lombaire, et le coup de barre de la fièvre jaune n'est qu'une rachialgie remarquable par sa soudaineté et sa violence, probablement symptomatique d'une hyperémie médullaire, en quelque sorte foudroyante. Dans la variole, la rachialgie est aussi la règle.

Comme le dit M. Jaccoud, dans son Traité des Parapligées, dans la variole, ce symptôme est bien sous la dépendance d'une congestion médullaire et quelquefois même, d'une altération organique plus avancée.

Nous avons fait nous-même une autopsie qui confirme cette manière de voir, et, a cause de l'extrême rareté du fait, on voudra bien nous excuser d'intercaler ici une observation, qui n'offre relativement à notre sujet qu'une importance secondaire.

OBSERVATION XIII.

Variole grave ; autopsie ; méningite spinale ; ramollissement de la moelle.

Cécile Gendron, nourrice, née à Seyssel, âgée de 19 ans, dit avoir été vaccinée une seule fois, mais ne porte pas aux bras de traces d'un vaccin légitime.

Vendredi dernier (29 janvier), cette jeune fille s'est alitée, souffrant d'une céphalalgie et d'une rachialgie très-intenses. Elle fut prise dans la soirée de frissons violents et de vomissements bilieux répétés qui n'ont pas reparu depuis.

Le sommeil est agité, accompagné d'un peu de délire.

Elle entre à l'hôpital le 29 janvier.

Les forces sont dans un état de prostration complète, le facies très-abattu ; l'habitus de cette malade rappelle singulièrement celui de la fièvre typhoïde.

Il n'existe pourtant ni gargouillement, ni ballonnement du ventre, ni taches rosées, ni douleurs dans la fosse iliaque droite.

Le pouls est à 158, la langue est sèche, fortement chargée d'un enduit jaunâtre, pas de fuliginosités aux gencives. La malade, bien que dans une sorte de subdélirium, répond tant bien que mal aux questions qu'on lui adresse, quand on parvient à fixer son attention.

Elle porte souvent la main au front en poussant de temps à autre des cris aigus.

30 janvier. Épistaxis très-abondante, peau moite, éruption labiale herpétiforme ; rachialgie, céphalalgie très-intense, constipation. — Saignée de 400 grammes, potion avec 30 gouttes de perchlorure de fer. 30 grammes de sirop diacode, limonade sulfurique, sirop de groseille.

Le 31. Pouls à 130, même état, céphalalgie très-vive, mal limitée, pas de selles pendant quatre jours. L'éruption labiale s'est étendue au menton. Ballonnement du ventre. La pression sur les parois de l'abdomen réveille des douleurs très-vives, mais non limitées à la fosse iliaque droite.

La malade se plaint d'un violent mal de gorge. A la visite du soir, cette éruption herpétiforme s'étend au pli du cou.

Il existe trois groupes bien distincts de ces vésico-pustules : le premier sur les lèvres, le second au menton, et le troisième à la partie antérieure et supérieure du cou. Les vésico-pustules qui composent ces trois groupes sont très-rapprochées etau nombre de sept ou huit à peine pour chaque poussée successive.

Quelques-unes d'entre elles sont ombiliquées et ressemblent en tous points à des pustules de variole, sauf l'aréole rouge qui n'a pas encore apparu. — Lavement laxatif avec miel de mercuriale ; eau de Sedlitz ; sulfate de quinine, 0,50.

1er février. 120 pulsations, élancements douloureux dans le cerveau, contractures dans les membres inférieurs, cris aigus. Même état. Il y a douze heures que la malade n'a pas uriné. Le cathétérisme donne issue à quatre litres d'une urine qui ne présente rien d'anormal, au moins en apparence.

La malade jouit de la plénitude de ses facultés et répond d'une manière très-sensée aux personnes qui viennent la voir. L'agonie commence dans la nuit, à deux heures; mort à cinq heures du matin.

Autopsie vingt-quatre heures après la mort. Le tube intestinal examiné dans toute sa longueur ne présente rien d'anormal, même au niveau de la valvule iléo-cæcale. L'intestin grêle est rempli d'une sorte de purée noirâtre et fétide.

Les poumons, un peu plus denses qu'à l'état normal et d'une coloration foncée, ne contiennent pas de noyaux apoplectiques.

Congestion légère du foie et des reins.

Pas d'épanchements séreux dans les ventricules. La substance cérébrale est légèrement piquetée. Il existe sur la face supérieure du cervelet, au niveau de la scissure médiane, une légère couche exsudative verdâtre et de consistance crémeuse infiltrée dans le tissu cellulaire sous-arachnoïdien. Cette couche se prolonge dans le canal rachidien jusqu'au collet du bulbe.

La moelle, examinée avec soin dans toute son étendue, n'offre qu'une vive congestion de ses enveloppes jusqu'à l'avant-dernière dorsale; on retrouve à ce niveau l'altération déjà constatée sur les méninges cérébelleuses, c'est-à-dire cette couche purulente, épaisse et de couleur verdâtre.

La lésion paraît ici plus avancée, car il est impossible de détacher cette sorte de pseudo-membrane sans enlever en même temps de notables portions de tissu médullaire, qui paraît avoir pris part à l'altération.

Du reste, la moelle est diffluente et ramollie dans toute son étendue.

La muqueuse qui tapisse le pharynx et le voile du palais est le siége d'une éruption de vésico-pustules analogues à celles de la face.

Les muscles examinés dans diverses régions ne présentent pas l'altération décrite par Zenker dans les fièvres graves.

§ IV.

Il y a fort longtemps que Louis et M. le professeur Bouillaud (1) ont signalé une foule de troubles de la motilité ou de la sensibilité pouvant survenir dans le cours de la phthisie pulmonaire.

Ces différents désordres peuvent s'expliquer par des extravasats sanguins, ou des altérations de nature inopexique, amenant l'ischémie et par suite le ramollissement d'une portion plus ou moins considérable des centres nerveux. Il existe, il est vrai, des faits où l'on n'a pu constater à l'autopsie aucune lésion anatomique.

A l'hôpital de la Croix-Rousse où les deux tiers de nos lits environ sont occupés par des phthisiques, j'ai observé plusieurs cas d'hémiplégies temporaires et de contractures permanentes chez des sujets tuberculeux. Comme je l'ai dit plus haut, des faits semblables ont déjà été signalés. Une seule fois nous avons été témoin de *contractures passagères* limitées à un des membres supérieurs.

M. le Dr Perroud, que j'ai consulté à ce sujet, m'a dit avoir observé deux cas analogues.

Bien qu'un peu pressé par le temps je ne puisse (pour le moment) fournir aucune observation complète à l'appui de mon assertion, je tiens à faire mention de

(1) Dans son Traité des maladies du cœur, M. le professeur Bouillaud parle d'un malade atteint de rhumatisme cardiaque et de contracture des extrémités, à l'autopsie duquel il a noté une couleur violette de la substance grise de la moelle (Bouillaud, Traité des maladies du cœur; Paris, 2e édition, t. I, p. 361 et suivantes, article Péricardite.

— 51 —

ce phénomène (contracture intermittente) comme pouvant faire partie des troubles nerveux qui accompagnent parfois la phthisie pulmonaire.

Dans le service de M. le professeur Bondet, chez un homme atteint de syphilis tertiaire, nous avons observé des contractures passagères limitées, il est vrai, aux muscles du mollet.

Voici du reste une observation plus complète et mieux appropriée à notre sujet, que nous empruntons au livre de M. Zambaco (1).

OBSERVATION XIV.

Zambaco. Contraction spasmodique des membres; diminution de la motilité; douleurs nocturnes; syphilis constitutionnelle.

Un jeune homme de 27 ans, né de parents sains, L....., fut atteint d'une blennorrhagie opiniâtre.

S'étant adressé à un médecin, celui-ci diagnostiqua un chancre de l'urèthre, qu'il cautérise à plusieurs reprises avec du nitrate d'argent.

Quatre mois plus tard, des ulcérations se développèrent sur le palais et les amygdales en même temps qu'une éruption pustuleuse très-confluente, se manifesta sur toute la surface du corps...........
Quelque temps après, le malade fut pris d'un malaise général, avec torpeur dans les mouvements de l'avant-bras et de la main. Des fourmillements avec douleurs sourdes s'étaient manifestés en même temps aux deux membres supérieurs.

Ces symptômes ayant augmenté d'intensité, le malade fut pris de douleurs nocturnes intenses, avec *contractions spasmodiques de tous les fléchisseurs de l'avant-bras.*

Les médecins consultés à cette époque ne furent nullement d'accord sur le diagnostic. Pour les uns, il s'agissait d'une lésion inflammatoire de la moelle.....; pour les autres, l'affection était

(1) Zambaco, Des affections nerveuses syphilitiques; Paris, 1862 p. 311.

purement rhumatismale..... Ayant diagnostiqué une affection syphilitique, Tizonni prescrivit l'iodure de potassium..... La guérison fut complète au bout d'un mois.

§ V.

En dehors de ces contractures qu'on a considérées comme rhumatismales à cause de leur seule étiologie *à frigore*, il existe des tétanies dont on ne saurait méconnaître la parenté avec le rhumatisme.

La thèse de M. Colas offre une riche collection de faits de ce genre. En voici un exemple :

OBSERVATION XV.

Contractures des mains et des pieds ; rougeur, gonflement, fièvre
(p. 106, Colas).

Célestine G..., âgée de 13 ans, entre à la salle Sainte-Mathilde, hôpital Sainte-Eugénie, le 9 mars 1855. Constitution assez forte, tempérament lymphatico-sanguin, non réglée, n'a jamais eu de rhumatismes.

Il y a trois jours, cette enfant a été prise de céphalalgie, de fièvre, de toux et de douleurs continues dans les poignets et les avant-bras, s'augmentant par la pression ; le même jour, ses mains et ses pieds ont été envahis par des raideurs douloureuses ; elle s'est couchée.

9 mars. Elle est entrée à l'hôpital pour les contractures.

Le 10. Les contractures paraissent un peu moins vives que la veille ; la peau est chaude, couverte de sueurs. On remarque une rougeur diffuse sur le dos de la main et la partie la plus inférieure de l'avant-bras, avec gonflement manifeste ; on développe une douleur vive quand on comprime la main et le poignet à l'endroit de la rougeur, ou qu'on cherche à étendre les doigts ; contractures et gonflement léger des pieds, sans rougeur appréciable ; pouls large et fort, 120 pulsations ; rien au cœur, rien dans le poumon ; anorexie. — Saignée de 200 à 250, et diète.

La malade s'est trouvée soulagée à la suite de la saignée ; elle a transpiré abondamment le soir ; pouls à 112, fort ; les doigts moins raides, l'engourdissement moins considérable ; la rougeur s'efface.

Le 11. Transpiration très-abondante pendant la nuit ; pouls large, 112 ; détente des contractures ; on ouvre les doigts sans douleur.

Le 12, id. Céphalalgie.

Le 13. Epistaxis abondante (200 grammes de sang) ; tousse un peu, pas de diarrhée, peau encore un peu chaude, pouls 60.

Les contractures ont complétement disparu depuis hier aux mains et aux pieds.

Le 15, sort guérie.

La relation de ce trouble nerveux avec le rhumatisme ne doit pas toujours s'entendre de la même façon.

Dans les formes bénignes, nous appliquerons au rhumatisme aigu ce que le Dr Charcot a dit du rhumatisme chronique.

Dans les formes graves, le rhumatisme aura pu affecter la séreuse des méninges rachidiennes ou cérébrales, et nous aurons alors sous les yeux l'expression symptomatique d'une méningite rhumatismale. (Voir, l'obs. III de M. Colas, p, 105.)

M. I. Gourbeyre (1), est je crois un des premiers à signaler la coïncidence possible de l'albuminurie et de contractures ; M. le Dr Rabaud l'a observée lui-même plusieurs fois. Voici du reste, une observation empruntée à son travail (2).

____

(1) Imbert Gourbeyre (Moniteur des hôpitaux, 1856), Des contractures dans l'albuminurie.

(1) Nous considérons évidemment ces contractures comme des symptômes urémiques, mais sans adopter de préférence aucune des théories proposées. Consulter à ce sujet Fournier, thèse d'agrégation, Paris, 1863, De l'urémie ; Jaccoud, Leçons cliniques ; Paris, 1867, p. 768.

OBSERVATION XV.

(Rabaud, obs. IV.)

Convulsious, adénie, contracture, albuminurie.

Le douze premières dents sont sorties sans accidents; l'enfant se portait bien.

Il y a trois semaines, toux, fièvre et dévoiement qui a persisté, mais qui est arrêté; maintenant l'enfant paraît se rétablir, elle joue.

Ce matin, 13 mai, elle a été prise de convulsions des membres et de la face, qui ont duré deux heures environ, il est survenu en même temps de l'œdème des membres inférieurs, qui n'existait pas auparavant; aux convulsions ont succédé des contractures des mains et des pieds, etc...; urines neurtres se troublant légèrement par la chaleur.

Le 5. Les contractures disparaissent, la soif est diminuée depuis que l'enfant prend des bains.

Le 7. Va bien, mange, a très-peu de diarrhée; guérison.

Il existe aussi dans les pays chauds une maladie sévissant de préférence sur la race colorée, et désignée sous le nom de beriberi.

Encore très-mal connue, cette affection est caractérisée par une anémie profonde, avec altération du sang, hydropisies et troubles nerveux consécutifs.

Au nombre de ces derniers symptômes, figure trèssouvent la contracture des extrémités, dans les descriptions que nous ont laissées plusieurs médecins de la marine (Rochart, Fonssagrives, Leroy de Méricourt). Je m'étonne que les auteurs qui ont eu l'occasion d'observer le beriberi n'aient pas songé à faire une analyse plus détaillée de l'urine des malades, et j'ai eu le regret de constater cette lacune dans l'article in-

séré par M. Leroy de Méricourt dans le Dictionnaire
encyclopédique.

On a noté généralement, à titre de symptômes principaux, de la rachialgie, de l'œdème et de la bouffis-
sure de la face; aurait-on trouvé de l'albumine ? l'a-
t-on cherchée? C'est sur quoi je n'ai pu être renseigné
par la lecture des auteurs.

Dans tous les cas il existe une altération du sang
manifeste, avec aglobulie (le sang des malades a été
analysé une fois); c'est pourquoi je range les contractures du beriberi à côté de celles de l'albuminurie et
du rhumatisme.

§ VI.

Plusieurs auteurs ont signalé la contracture des
extrémités comme pouvant faire partie du cortége si
varié des accidents saturnins.

On trouvera dans la thèse de M. Colas (p. 90) une
observation de M. Moutard-Martin, à l'appui de cette
assertion.

Cependant le malade auquel je fais allusion, fut
atteint un peu plus tard de rhumatisme articulaire
aigu et on pourrait m'objecter avec une certaine raison que le saturnisme doit être considéré ici comme
une simple coïncidence.

Empruntant ses allures bizarres à des conditions
hygiéniques spéciales, il est une maladie qui, grâce
aux travaux de M. Lefèvre, est venue définitivement
prendre sa place au rang des affections saturnines; je

veux parler de la colique sèche des pays chauds qui a si longtemps décimé nos équipages (1).

Ici, point de rhumatisme à invoquer ; cependant la contracture des extrémités est la règle, elle revient *périodiquement* avec les autres troubles nerveux symptomatiques.

A côté de ces contractures par action toxique, portant primitivement sur les centres nerveux, nous rangerons un fait intéressant que nous avons recueilli en étudiant les troubles nerveux de l'alcoolisme (2).

OBSERVATION XVI.

Contracture idiopathique de deux doigts du pied (annulaire et auriculaire) de la main gauche chez un sujet de 27 ans (3).

J. Rey exerce à Aix la profession de garçon d'hôtel. Maigre, élancé, de tempérament nervoso-bilieux, il se fatigue beaucoup et boit avec excès ; pourtant il n'a jamais souffert du *delirium tremens* et se trouve indemne de syphilis. Après avoir servi à table dans la soirée du 19 août 1861, il est pris brusquement de rétraction involontaire du petit doigt et de l'annulaire de la main gauche ; il ne peut, malgré les plus grands efforts de volonté, les éloigner de plus de quelques lignes de la paume de la main, contre laquelle ses deux doigts se replient et s'arcboutent. Pas de douleurs dans l'immobilité ; mais si l'on veut revenir de force à l'extension, une crampe violente, assez pénible, se déclare et s'étend des doigts à l'articulation du poignet. Le coude est entièrement libre. Si l'on cesse de lutter

(1) Actuellement, la colique sèche est devenue très-rare depuis qu'on a surveillé la composition des boîtes à conserves et remplacé tous les embouts ou robinets de plomb par des tuyaux de bois.

(2) Malgré les recherches de Lancereaux, nous ne sommes pas du tout fixé sur l'altération des éléments nerveux propres à chacun de ces deux agents toxiques.

(3) Dardel, Imparz. médic. de Florence, cité in Gaz. méd. Lyon, 16 juillet 1863.

contre la résistance, d'ailleurs forte, la douleur cesse aussitôt. A la région palmaire interne, on sentait une dureté due à la rigidité permanente des muscles de l'éminence hypothénar (adducteur opposant, court fléchisseur du petit doigt). Il en était de même à l'avant-bras, au niveau des attaches du cubital antérieur et des fléchisseurs ; aussi la main inclinait-elle légèrement sur le cubitus. Les fléchisseurs superficiels et profonds n'étaient que très-partiellement contractés, car les autres doigts restaient libres, et le médius, quoique à demi fléchi, pouvait toujours être redressé sans difficulté. Contrairement à ce qui a lieu de coutume, il n'eut aucun prodrome. De même, M. Grisolle raconte qu'un de ses malades fut si rapidement attaqué qu'il laissa tomber tout ce qu'il tenait dans les mains. Ici, le jeune homme, pendant le jour, n'avait absolument rien ressenti, ni vertiges, ni céphalalgie, ni malaise, ni engourdissements. La veille, à vrai dire, il s'était enivré ; mais cette circonstance étant habituelle chez lui n'explique pas du tout la cause vraie, et l'étiologie n'en reste pas moins toute conjecturale. L'on pourrait tout au plus invoquer l'influence rhumatismale, les alternatives de chaud et de froid auxquelles sont quotidiennement exposés les employés d'hôtel pendant la saison des bains, mais ce ne serait encore qu'une hypothèse assez gratuite. R..., inquiet, vient me voir et me demande s'il n'est pas menacé d'une *attaque*. Le pouls est calme, parfaitement régulier, et tant que dura la maladie, il n'y eut jamais de fièvre. Les fonctions digestives, respiratoires, cutanées, urinaires, se font bien ; pas d'anesthésie. En somme, le plus attentif examen ne peut constater d'autre désordre que la contracture elle-même, dénoncée par une raideur gênante, mais indolore, des muscles convulsés, ainsi que l'impossibilité d'étendre sans souffrance l'annulaire et le petit doigt. Me rappelant les succès du docteur Gueneau de Mussy avec l'ipéca, je prescris un éméto-cathartique, des bains prolongés, des frictions au chloroforme préconisées par Martin Solon, puis l'opium à l'intérieur. Ces moyens et d'autres antispasmodiques n'obtiennent aucun résultat ; l'électricité seule paraissait agir, mais passagèrement. La névrose persista jusqu'à la fin de septembre, époque où elle disparut sans laisser de suites, après avoir graduellement diminué, de sorte que les doigts, collés d'abord à la main, se rapprochaient chaque jour davantage de l'extension complète. Durant ces six semaines, l'attention la plus minutieuse ne put me révéler la moindre altération fonctionnelle, ni la paralysie, ni le moindre état spasmodique analogue en aucune autre région. Tout paraissait fini, quand le 10 février, mais cette fois après un léger prélude de fourmillements dans le bras et la main gauche, les mêmes doigts sont repris des mêmes accidents, toujours sans douleur, sauf un peu d'engourdissement dans l'avant-bras et la main gauches. Je dus me borner alors au sulfate de quinine, à l'électricité et aux douches écossaises comme moyen perturbateur. Du reste, après trois semaines, tout rentrait définitivement dans l'ordre, et R... jouit aujourd'hui d'une excellente santé.

———

CONCLUSIONS.

1° La contracture intermittente des extrémités doit être envisagée comme une manifestation symptomatique d'états différents des centres nerveux, depuis la simple excitation jusqu'à l'altération anatomique la mieux caractérisée ;

2° Un grand nombre de maladies, telles que le rhumatisme, le typhus, l'albuminurie, la syphilis, la méningite, peuvent réagir secondairement sur le système nerveux, et le résultat de cette excitation se manifestera dans quelques cas par des contractures intermittentes ;

3° L'excitation causale pourra agir directement, ou par voie réflexe ;

4° Ce groupe symptomatique ne doit être en aucune façon confondu avec le tétanos spontané ou rhumatismal, qui existe à titre d'entité morbide distincte ;

5° Il est rationnel d'entendre, par *tétanie essentielle*, les seules contractures des extrémités *à frigore*, sans autre étiologie appréciable ;

6° On devra apporter dans le pronostic de la contracture des extrémités un peu plus de réserve que ne semblent l'indiquer les auteurs, à l'exception de Spring et Delpech, ce symptôme étant fréquemment un prodrome des convulsions de l'enfance, et, plus rarement il est vrai, d'affections aiguës ou chroniques des centres nerveux ;

7° Le symptôme contracture ne correspond pas exclusivement à une altération médullaire, mais aussi à divers troubles de l'encéphale ;

8° La condition pathogénique immédiate des contractures intermittentes nous est encore complétement inconnue. — On l'a vue, dans quelques cas, liée à une altération des cornes antérieures de la substance grise ;

9° Les moyens thérapeutiques employés doivent varier, suivant les affections primitives dans lesquelles peut figurer la tétanie, à titre de phénomène secondaire.

TROISIÈME PARTIE

Considérations historiques et bibliographie.

Les contractures symptomatiques n'avaient pas échappé à Hippocrate, ainsi que le témoigne le texte suivant : « Phillisti Eroclytis uxori incepit febris acuta, rubor faciei, sine ulla causa manifesta ; paulo post, eodem die friguit, non recalescebat ; convulsio facta est in digitis, manuum et pedum. » (Voir Œuvres complètes d'Hippocrate, édition Littré, Paris, 1846, t. V, p. 465.)

Plus loin le même auteur ne fait-il pas allusion aux contractures dysménorrhéiques, quand il dit : « dans un spasme les règles ayant paru dans le début, la fièvre n'étant pas survenue, il y a solution. (*Ibid. loc. cit.*, t. V, p. 705, § 520.) Galien, recherchant la cause des contractures, les attribue à la moelle, mais il ne s'agit pas ici spécialement des contractures intermittentes considérées comme essentielles (Galeni librorum tertia classis ; Venetiis apud Juntas, 1625, livre 1., D. p. 16).

Nous n'avons rien trouvé dans Celse qui puisse se rapporter à notre sujet. Le texte suivant d'Arétée nous a paru au contraire digne de quelque intérêt : « Quantum ad ætates attinet, pueri assidue hoc morbo « vexantur, sed non admodum pereunt, quod illis usi- « tatum et familiare id vitium sit..... viri minime « vexantur. » (Arétée, édition Haller ; Lausanne, 1772 ; tome V, chap. 6, page 66.)

Sylvius Deleboé place le point de départ des contractures dans le cerveau, le cervelet, la moelle, et surtout leurs enveloppes. (Sylvius Deleboé, *opera medica*, Amsterdam, 1679; *Praxeos medicæ*, § 30, page 443).

A une époque plus rapprochée de la nôtre, survinrent plusieurs épidémies de contractures qu'on peut rapporter à des méningites spinales ou à des congestions médullaires secondaires au typhus et à la fièvre bilieuse.

Parmi les premières épidémies dont nous avons la relation, se trouvent celles dont Waldschmidt a tracé le tableau; l'une affecta les soldats de Léopold en 1691, l'autre sévit sur l'Allemagne en 1717.

Telle est la description que nous en a laissée Etmüller :

« Conqueritur de insigni cephalalgia æstu im-
« menso siti faucium, glutinositate et muco copioso,
« quem rejicit per os; imo cum aliquendi vomendi
« conatu, vires erant prostratæ, alvus satis fluida.
« Cum crebrius vomuisset, universalis sudor per
« totum corpus erupit..., a meridie dolor insignis ar-
« ticulas manus cubiti humeri digitorum prehendit,
« ita ut rigidi quasi fierent, quin et spasmo quodam
« convelleretur maxilla inferior. » Etmüller, Amaubry, Lyon, 1680; *opera medica*, t. III, p. 380.)

Le même auteur n'ignorait pas non plus la liaison des phénomènes abdominaux avec les contractures. Il dit aussi un peu plus loin : « Certum est quod dolores
« abdominis convulsivi sint pertinaticissimi, et nisi
« recte tractentur, facile degenerant in pareseos e
« contracturas artuum. »

Wolf nous a transmis la relation d'une épidémie à peu près analogue (1717, *de Morbo spasmodico in Saxonia grassante*, cité par Colas, page 15) (1).

Sauvages rapporte l'histoire d'un jeune officier atteint de contracture des extrémités, à la suite d'une campagne en Portugal, où il avait eu à souffrir de la faim (Sauvages, *Nosologie méthodique*, Lyon, 1772, t. IV, page 35.)

Savary, à l'article *Contracture* du Dictionnaire en 60 volumes, reproduit sans commentaires un fait de ce genre.

Marsh fait remarquer la relation des contractures avec une dentition difficile, et le dérangement des fonctions intestinales (Marsh, in *Dublin hospital reports*, 1830, t. V, p. 60. *Spasm of the glottis*).

Dans la *Gazette médicale* de 1832 (2), Tonnelé rapporte plusieurs cas de contractures des extrémités chez l'enfant, qu'il attribue avec raison à la présence de vers intestinaux, à la diarrhée, à l'influence de la dentition et des troubles menstruels.

Murdoch, dans le *Journal hebdomadaire* de 1832, t. VIII, p. 417, publie deux observations de contractures survenues chez deux jeunes filles ; très-disposé à penser que la cause de cet accident réside dans le tissu musculaire lui-même, il paraît approuver les idées de Jæg, de Leipsick, qui aurait pratiqué, en pareil cas et avec succès, des sections tendineuses.

Les *Arch. de médecine* de 1831 (tome XXVI, 1re série, page 190), sous le titre *Tétanos intermittent*, contiennent

(1) Je n'ai pas pu vérifier ce texte.
(2) Voir aux indications bibliographiques.

un article de Dance, où sont relatés deux faits de contractures des extrémités, avec fièvre, rougeur de la face, sueurs, embarras de la parole.

Dans la *Gazette médicale* de 1832 (1), Constant rapporte une observation de contractures vermineuses, et propose d'appeler *contractures essentielles* toutes celles qui ne sont pas liées à une altération de la moelle ; il signale la relation possible de cette maladie avec la masturbation chez les enfants.

De la Berge (in *Journal hebdomadaire* de 1835, p. 162, 257 à 289, note sur certains cas de rétractions musculaires), a publié deux observations de contractures intermittentes des extrémités, avec infiltration séro-sanguinolente des méninges à l'autopsie.

Billard (Paris, 1837, *Maladies de l'enfance*, p. 688) considère aussi la méningite rachidienne comme constante dans ces sortes de convulsions.

Aran (*Bulletin de la Société médicale des hôpitaux*, 1855, p. 407) a communiqué à la Société médicale des hôpitaux la relation de deux cas de contractures qu'il a observés à la suite de la fièvre typhoïde et même pendant le cours de cette maladie.

Trousseau, en 1856, a publié dans la *Gazette des hôpitaux*, p. 227, une leçon sur les contractures rhumatismales intermittentes. Il distingue trois formes de cette affection et admet une forme grave avec lésions médullaires à l'autopsie. La nature de la tétanie serait d'après lui exclusivement rhumatismale.

---

(1) Gazette médicale de 1832, Revue de la clinique de M. Guersant (Observations et réflexions sur les contractures essentielles, p. 80. Ibid., p. 693).

Beaucoup d'auteurs allemands ont adopté et reproduit ses idées dans les livres classiques.

On retrouve aussi la description de Trousseau dans le Traité d'Handfield Jones (1), et le livre plus récent de Spring (*Traité des accidents morbides*, Liége, 1868).

En 1843, parut dans le *Journal de Médecine*, pages 137 et 164, un mémoire de Tessier et Hermel. Ces deux auteurs ayant observé, une sorte d'épidémie de contractures liées à des convulsions et à des paralysies de l'enfance, englobèrent naturellement ces deux symptômes dans une même description.

Chose singulière, quelques années plus tard, ceux qui observaient dans des conditions différentes leur en surent très-mauvais gré (2).

Le nombre des thèses inaugurales publiées sur la contracture des extrémités, s'élève déjà au chiffre 9.

La première est celle de M. I. Gourbeyre (Paris, 1844). Nous avons reconnu à ce travail un mérite qui lui est commun, du reste, avec les innombrables publications ultérieures de l'éminent professeur : il ne laisse rien à désirer sous le rapport de l'érudition.

En 1846, Delpech soutint à Paris une thèse fort remarquable, dont nous avons déjà apprécié la valeur.

En 1852 (Paris), M. Corvisart résume son travail en disant que la tétanie est le plus souvent l'expression symptomatique d'une affection de la moelle, mais

(1) Voir aux indications bibliographiques (Handfield Jones).

(2) Vogt confond à tort la contracture des extrémités avec la paralysie essentielle de l'enfance. (Voir Vogt aux indications bibliographiques.

dans bien des cas une névrose qui présente bien des points de contact avec le rhumatisme.

En 1836 (Paris), M. Fleurot distingue deux formes de tétanie, et nie toute parenté entre les contractures et le rhumatisme.

En 1857, M. le docteur Rabaud songe le premier à considérer la tétanie comme une simple manisfestation symptomatique.

En 1860 (Paris), M. Fosse s'attache surtout à l'analyse des opinions émises sur la nature et le siége de la tétanie.

En 1865, M. Antonin Comte (Strasbourg) croit avec M. le professeur Schutzenberger, que la tétanie est l'expression symptomatique de l'altération ou d'une simple congestion des cornes antérieures de la substance grise de la moelle; nous avons, du reste, fait incidemment dans notre première partie une critique assez détaillée de ce travail.

Tout récemment enfin (Paris 1868, M. le Dr Colas, interne des hôpitaux, a fait une étude consciencieuse et originale de contractures symptomatiques, qu'il a spécialement observées chez l'adulte.

Nous lui ferons seulement le reproche d'avoir envisagé trop exclusivement ce groupe symptomatique, comme une manifestation de la diathèse rhumatismale.

INDEX BIBLIOGRAPHIQUE

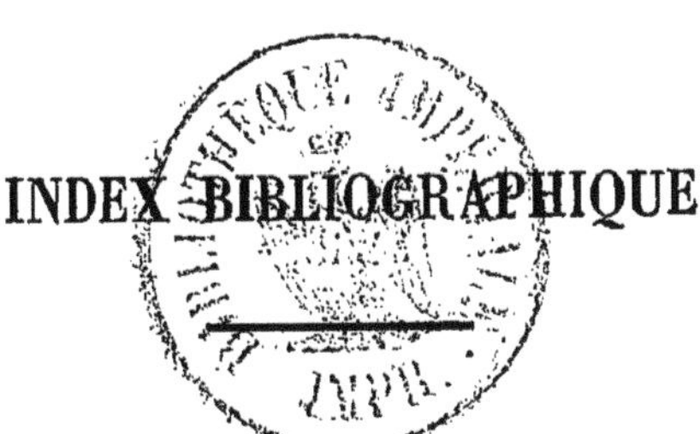

On pourra consulter avec fruit les ouvrages suivants :

1682. Willis, Amstelædami opera omnia, t. I; de Morbis convulsivis, p. 1 à 68.

1691. Riedlinus observationum medicarum centuriæ Augustewind, centur. ii, obs. 32, p. 121 ; et centur. iii, obs. 98, p. 469, et obs. 99, p. 473.

— Rivière, Praxeos medicæ, t. I, p. 17 (inscrit à la bibliothèque de la Faculté sous la rubrique x-1-9).

An VII. Chambon, Traité des maladies des enfants ; Paris, p. 329.

1761. De Haen, Parisiis, Ratio medendi, t. I, p. 385 et 85.

1830. *Steinheim (1), Annales de Hecker, t. XXVI, p. 23 (cité par Colas, p. 17).

1832. Tonnelé, Mémoire sur une nouvelle maladie convulsive des enfants. Gazette médic., p. 1.

1835. Broussais, Notes sur certaines rétractions musculaires. In Journal hebdomad., p. 61.

1837. Compendium de Monneret et de la Berge ; Paris, t. II, p. 476.

1837. Bouvier, Contractures musculaires sur un fœtus de 7 mois. Bulletin de l'Acad. de méd., t. II, p. 701.

1843. Jadelot, Contractures des extrémités chez les enfants. Gazette des hôpit., n° 102.

1845. Perrin et Chapel (de Saint-Malo), Journal de méd., p. 80 et 270, obs. de contractures des extrémités chez les enfants et chez l'adulte.

1846. Ricord, Contractures syphilitiques. Revue des hôpit., in Gazette méd. ; Paris, p. 55.

1849. Sandras, Bons effets du sulfate de quinine à haute dose dans la contracture des extrémités. In Union médic., 27 octobre.

1850. Germain Sée, De la chorée, rapports des rhumatismes et des maladies du cœur avec les affections nerveuses et convulsives. In Mémoires de l'Acad. de méd., t. XV, p. 373.

---

(1) J'ai marqué d'une astérisque le nom des auteurs dont il m'a été impossible de vérifier les textes, le plus souvent à cause de l'inexactitude et de l'insuffisance des indications.

1852. Gery, Contractures idiopathiques des extrémités. In Gazette des hôpit., 6 avril.

1853. Rilliet et Barthez, Maladies des enfants, 2e édit. 2 vol.; Paris, p. 484.

1854. Trousseau, Gazette des hôpit., n° 87 : Leçons sur la tétanie des nourrices.

1855. Hardy et Béhier, Traité de pathol. int., t. III, p. 801.

1856. Larquet, Gazette des hôpit., n° 76, obs. de contractures des exmités.

1856. Hérard, id., n° 76.

1856. I. Gourbeyre, Moniteur des hôpit., p. 308 : de l'albuminurie puerpérale et de ses rapports avec l'éclampsie (Contractures observées dans l').

1858. Vogt, Die essentielle Læhmung der Kinder Bern, p. 33 et suivantes.

1860. Davaine, Traité des entozoaires; Paris, p. 104 et 122.

1861. Barrier, Traité prat. des maladies de l'enfance; Paris, p. 248, 3e édition.

1861. Köhler, Traité de la méningite spinale ; Berlin.

1863. Axenfeld, Traité des névroses, 4e vol. de la Path. élément. de Requin ; Paris, p. 393.

1864. Dardel, Imparz. medic. de Florence, numéro du 16 août.

1864. Handfield Jones, London Clinical observations on functionnal disorders of the nevrous syst., p. 196.

1867. Jaccoud, Leçons cliniques faites à la Charité ; leçons sur l'atrophie musculaire, t. I, p. 324.

1867. Potain (Présentation du cerveau d'une femme morte des suites du choléra, avec contractures des extrémités ; lésions de la protobérance. Bullet. Soc. méd. hôp.).

1868. Trousseau, Cliniques médic. de l'Hôtel-Dieu de Paris.

1868. *Moutard-Martin, Contractures saturnines (cité par Colas, thèse, p. 80).

1868. Simon, Article Contracture du Dictionnaire de méd. et de chir. pratiques.

1869. Bondet (de Lyon), Contractures dans l'atrophie musculaire. Lyon-médical, janvier-février.

1869. Leriche, Contractures chez une hystérique, guérison par les pulvérisations d'éther. Gazette des hôpit., p. 414, septembre.

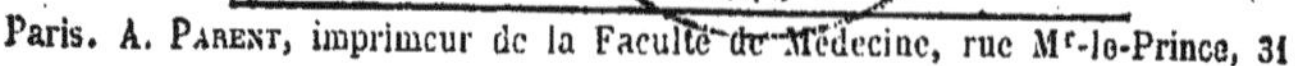

Paris. A. PARENT, imprimeur de la Faculté de Médecine, rue Mr-le-Prince, 31.

www.ingramcontent.com/pod-product-compliance
Ingram Content Group UK Ltd.
Pitfield, Milton Keynes, MK11 3LW, UK
UKHW022312120726
13694UKWH00004B/1402